ARGUMENTS DES MÉDECINS

En faveur de la pratique du Massage et du Magnétisme

Par les Masseurs et les Magnétiseurs

DOCUMENTS RECUEILLIS PAR H. DURVILLE
Directeur du *Journal du Magnétisme*

IV

Prix : 30 centimes

PARIS
…AIRIE DU MAGNÉTISME
…, RUE SAINT-MERRI (4e ARR.)
Octobre 1901

APPLICATION DE L'AIMANT AU TRAITEMENT DES MALADIES, avec portraits et figures dans le texte, par le professeur H. Durville. 7e édition. In-18 de 120 pages. Prix : 20 centimes.

On sait depuis longtemps déjà que toutes les maladies nerveuses et la plupart des maladies organiques : anémie, asthme, constipation, crampes, crises de nerfs, diabète, diarrhée, douleurs, engorgements, fièvre, gravelle, goutte, hystérie, incontinence, insomnie, jaunisse, maux de tête, de dents, d'estomac, de reins, migraine, névralgie, palpitations, paralysies, rhumatisme, sciatique, surdité, tics, tremblements, vomissements, etc., etc., sont parfois très rapidement guéries par l'application des aimants.

Les douleurs vives cessent toujours au bout de quelques instants, les accès deviennent de moins en moins violents et la guérison se fait, sans médicaments et sans rien changer à son régime et à ses habitudes.

L'action curative des aimants vitalisés de M. Durville est bien plus grande que celle des aimants ordinaires. Par une disposition spéciale, ils peuvent être portés le jour et la nuit, sans aucune gêne, sans aucune fatigue. L'immense avantage qu'ils possèdent sur tous les autres traitements, c'est que l'on peut avec le même aimant, selon la nature de la maladie, augmenter ou diminuer l'activité organique, exciter ou calmer, et rétablir ainsi l'équilibre des forces qui constitue la santé.

L'Application de l'Aimant, très artistement éditée, avec des portraits et figures, est un ouvrage de vulgarisation des plus intéressants, tant au point de vue physique qu'au point de vue physiologique et thérapeutique. Il contient un historique de l'application de l'aimant en médecine, depuis les temps les plus reculés jusqu'à nos jours ; une étude sur la physique de l'aimant, où l'auteur révèle l'existence d'une force inconnue qu'il a découverte ; une étude plus remarquable encore sur la physiologie, où la polarité du corps humain est démontrée ; une description des pièces aimantées à employer dans un traitement, et un précis de thérapeutique qui permet au malade de se traiter lui-même sans le secours du médecin. C'est l'application des principes que l'auteur a exposés avec tant de clarté et de précision dans sa *Physique magnétique*.

Cet ouvrage, traduit en espagnol, en italien, en allemand et qui le sera bientôt en toutes les principales langues de l'Europe, se recommande particulièrement à l'attention de ceux qui souffrent ; car ils sont assurés de trouver là un moyen simple, facile et peu coûteux de guérir ou de soulager leurs maux.

LES HALLUCINATIONS. — Etude synthétique des Etats physiologique et psychologique de la Veille, du Sommeil naturel et magnétique, de la Médiumnité et du Magisme, par Alban Dubet. In-18 de 180 pages. 2 fr.

L'hallucination, a été souvent confondue avec l'illusion. L'auteur s'efforce de lui donner un sens précis, et différencie tous les cas par une classification méthodique. Il étudie l'hallucination dans ses manifestations sensorielle, psycho-sensorielle, psychique, puis télépathique, normale et pathologique, individuelle et collective, pendant la veille et le sommeil naturel ou provoqué ; il traite amplement la question de la médiumnité et de la magie.

Le sujet, insuffisamment traité dans les ouvrages de médecine, est particulièrement intéressant. On y trouve beaucoup d'observations et d'arguments inédits de la plus haute importance.

LE MAGNÉTISME ET LE MASSAGE MENACÉS PAR LES MÉDECINS. Le Procès Mouroux à Angers. Nécessité d'un amendement à la loi sur l'exercice de la médecine, par H. DURVILLE. 72 pages in-18. **Prix : 20 cent.**

La pratique du massage et du magnétisme est sérieusement menacée par les médecins des syndicats qui, transformant peu à peu la pratique médicale en un vulgaire métier, voudraient parvenir, au détriment de la santé publique, à posséder le monopole exclusif de l'art de guérir. Poursuivant leur œuvre d'industriels après avoir vaincu rebouteurs, masseurs, magnétiseurs des campagnes, ils s'attaqueraient certainement aux praticiens de Paris.

Les médecins syndiqués, qui ne représentent réellement qu'une insignifiante minorité, ont décidé de poursuivre tous ceux qui guérissent les malades sans être docteurs en médecine. Mais, s'ils poursuivent, certains tribunaux acquittent ; c'est le cas de la Cour d'appel d'Angers, devant laquelle trois affaires de ce genre ont été portées.

Cela ne fait pas l'affaire des médecins, qui en appellent à la Cour de cassation. Mais, sûrs d'être condamnés, ils parlent déjà de porter la question devant le Parlement, afin d'obtenir un amendement à la loi en leur faveur. C'est pour cela qu'ils ont intenté un procès à Mouroux, sachant bien que celui-ci serait acquitté en première instance et en appel.

Après avoir donné des considérations du plus haut intérêt sur la pratique du massage et du magnétisme, et sur les prétentions injustifiées des médecins, l'auteur publie les débats du procès, analyse la plaidoirie des avocats, reproduit le jugement d'acquittement du tribunal correctionnel et l'arrêt de la Cour d'appel. Il y a là des faits qui montrent l'immense avantage que le magnétisme possède sur la médecine, et des arguments qui prouvent le bien-fondé des justes revendications des magnétiseurs. Enfin, une lettre de Mouroux, un appel aux masseurs-magnétiseurs ainsi qu'à leurs partisans, pour organiser un pétitionnement dans le but d'obtenir un amendement à la loi où les droits de ceux-ci seraient établis.

On sait que les masseurs et les magnétiseurs guérissent des maux que les médecins sont impuissants à soulager. Chaque malade doit pouvoir se faire traiter comme il veut, et pour lui conserver ce droit indiscutable, ce petit ouvrage, tiré à un nombre formidable d'exemplaires, doit être répandu jusque dans les plus humbles familles. Pour arriver à ce but, la *Librairie du Magnétisme* l'envoie franco, aux conditions suivantes : 100 exempl. 7 fr. ; 50 exempl. 4 fr. 25 ex., 2 fr. 50 ; 10 ex., 1 fr. 25; 5 ex, 75 centimes.

LA TERRE. Evolution de la Vie à sa Surface. Son Passé, son Présent, son Avenir, 2 gros vol. in-8 de 372-387 p. avec 66 fig. et un tableau en couleurs du règne végétal et du règne animal, par EMMANUEL VAUCHEZ. Prix 15 fr.

Ouvrage d'enseignement populaire. On y trouve exposés et synthétisés tous les résultats des prodigieuses découvertes scientifiques et spiritualistes de notre époque.

Dans un style clair, à la portée de toutes les intelligences, l'auteur explique la formation du globe terrestre. Il a interrogé d'abord, résumé ensuite, l'astronomie, la physique, la chimie, la géologie, la biologie, l'anthropologie et la sociologie, sans oublier le Magnétisme et même le Spiritisme, pour nous présenter une synthèse de l'évolution de la vie matérielle et spirituelle à la surface de la terre. C'est un livre des plus intéressants, des plus instructifs, pour tous ceux qui veulent se familiariser sans efforts avec les vérités principales du monde scientifique.

HISTOIRE ET PHILOSOPHIE DU MAGNÉTISME, avec Portraits et Figures dans le texte. Cours professé à *l'École pratique de Magnétisme et de Massage*, par ROUXEL, 2 vol. in-18. Prix du volume, 3 fr.

Comprend deux volumes qui forment deux parties distinctes : *1. Chez les Anciens*, étudiant minutieusement les doctrines de la magie chez tous les peuples civilisés de l'antiquité l'histoire des sibylles, des voyants, des prophètes et des inspirés, les guérisons miraculeuses opérées dans les temples et chez les profanes ; l'évolution du magnétisme à travers les siècles, en passant par la sorcellerie du moyen-âge, la cabale et la philosophie hermétique, sans en excepter les trembleurs des Cévennes, les miracles du diacre Paris, la baguette divinatoire, jusqu'aux prodiges accomplis par Cagliostro. *2. Chez les Modernes*, analysant Mesmer, le marquis de Puységur, Deleuze, du Potet, Lafontaine, etc., jusqu'à l'hypnotisme contemporain.

Tout ce qui touche à la question du magnétisme. depuis les temps les plus reculés jusqu'à nos jours : hommes doctrines, théories, tout est étudié avec une rare érudition.

Ces deux volumes sont illustrés de portraits, figures, vignettes. Les portraits des Sibylles, d'Apollonius de Thyane, Agrippa, Roger Bacon, Paracelse, Van Helmont, Kircher, Gréatrakes, Cagliostro, Mesmer, Court de Gébelin de Puységur, Pététin, Lavater, Deleuze, Bertrand, Noizet, Ricard, Charpignon, Teste, du Potet, Hébert (de Gernay), Lafontaine, Cahagnet, Braid, Charcot, Durand (de Gros), Luys, Allan Kardec, etc., suffiraient, à eux seuls, pour assurer le succès de l'ouvrage.

L'Histoire et Philosophie du Magnétisme laisse fort loin derrière elle tout ce qui a été écrit sur ce sujet.

LA PSYCHOLOGIE EXPERIMENTALE. — Manifeste adressé au Congrès Spiritualiste de Londres en juin 1898, par le SYNDICAT DE LA PRESSE SPIRITUALISTE DE FRANCE. In-8° de 32 pages. Prix : 30 cent.

A côté de l'ancienne psychologie philosophico-religieuse, une branche nouvelle, la *Psychologie expérimentale*, prit naissance il y a 50 ans, et donna des résultats d'une importance considérable. L'ancienne psychologie n'a aucune preuve matérielle de la survivance de l'âme, tandis que la nouvelle en possède de certaines, d'indiscutables, acquises spontanément ou par voie expérimentale.

Expérimenter avec l'âme humaine pour sujet, voilà une étude qui paraîtra au-dessus des forces humaines à plus d'un psychologue de l'ancienne école ; et pourtant, rien n'est plus certain. On l'étudie dans ses manifestations extra-corporelles et l'on acquiert la certitude absolue, non-seulement de son existence, mais aussi de sa survivance au-delà du tombeau : la mort n'est qu'un chaînon de l'immortalité ; le mort vit et on peut communiquer avec lui.

Cet opuscule n'est pas un traité qui enseigne les moyens d'acquérir cette preuve ; c'est un exposé méthodique de tous les faits psychiques. Les incrédules trouveront des arguments sans réplique et apprendront que d'illustres savants ont patiemment expérimenté, résolu le problème et publié le fruit de leurs travaux — qui jette un jour tout nouveau sur nos destinées, en nous indiquant d'où nous venons, ce que nous sommes et où nous allons.

A titre de propagande, cette brochure est expédiée franco, aux conditions suivantes : 100 exempl., 12 fr.; 50 ex., 7 fr.; 25, 4 fr.; 10 ex. 2 fr.

THÉORIES ET PROCÉDÉS DU MAGNÉTISME, avec 8 Portraits et 39 figures dans le texte, par H. DURVILLE. In-18 de 144 pages. Prix : 1 fr.

Tous ceux qui ont écrit sur le Magnétisme ont établi des théories plus ou moins compliquées. Ils ont cherché à faire comprendre que le Magnétisme étant inhérent à la nature des corps organisés, tout le monde pouvait, en employant les procédés consacrés par l'usage, l'appliquer avec plus ou moins de succès, à la guérison des maladies.

Jusqu'à ces dernières années, les effets du Magnétisme étaient expliqués par la *théorie de l'émission*. Un fluide, le *fluide magnétique*, émanant de l'organisme, se communiquait du magnétiseur au magnétisé. Par une série de réactions, il déterminait des modifications organiques, et la conséquence de ces modifications se manifestait par l'amélioration du malade, puis par sa guérison.

Aujourd'hui, la théorie de l'émission est abandonnée. Il n'y a pas de fluide; mais tous les corps vibrent, et leur mouvement se transmet par ondulations. Le mouvement du plus fort s'impose au plus faible, au malade, de telle façon qu'une sorte d'équilibre tend à se faire de l'un à l'autre, et l'un gagne ce que l'autre perd.

Mais, les *Théories* ne suffisent pas, et tous les auteurs sont d'accord pour affirmer que les *Procédés* employés ont une importance considérable. Aussi les uns et les autres recommandent l'emploi des passes, des applications, des impositions, des frictions, etc.; mais aucun d'eux n'explique la manière de procéder.

M. Durville a voulu parer à cet inconvénient et faire une méthode simple et facile pour magnétiser. En quelques mots, il fait l'historique de chaque procédé aux différentes époques de l'histoire, expose la technique, et montre de la façon la plus compréhensible, le mécanisme de tous les mouvements. Un grand nombre de figures spéciales intercalées dans le texte accompagnent la description.

Si ce petit ouvrage ne suffit pas au praticien qui a besoin de connaître tous les secrets de son art, il suffit à l'amateur, au père ou à la mère de famille, qui veut pour ses besoins, pratiquer le magnétisme curatif au foyer domestique. En dehors de la *Physique magnétique* du même auteur, c'est le seul ouvrage où le Magnétisme soit expliqué par la théorie de l'ondulation; c'est le seul dans lequel on trouve la description méthodique de tous les procédés employés pour magnétiser, le mode d'action de chacun d'eux, et les divers cas dans lesquels on les emploie.

A ces titres, le petit ouvrage : *Théorie et Procédés du Magnétisme* de M. H. Durville s'impose l'attention de tous.

L'ENSEIGNEMENT DU MAGNETISME à l'*Ecole pratique de Magnétisme et de Massage*. Règlement Organisation, par H. DURVILLE. Statuts de la *Société magnétique de France* et du *Syndicat des Masseurs et Magnétiseurs*. In-18 de 96 pag. 3ᵉ édit. Prix : 60 cent

Le titre de cet opuscule indique suffisamment son objet. Rédigé avec le plus grand soin, il constitue le guide indispensable des élèves, qui trouvent là tous les renseignements nécessaires, depuis l'inscription à l'*Ecole* jusqu'aux examens, en passant par le programme détaillé de toutes les matières enseignées dans les différents cours. On y voit jusqu'à la reproduction des *Diplômes*, des *Prix* et *Certificats* délivrés aux élèves. Un historique de l'enseignement du Magnétisme et une appréciation sur la valeur amorale des Diplômes de l'*Ecole*, en fait un ouvrage intéressant tous les partisans du Magnétisme et du Massage.

PRINCIPES GÉNÉRAUX DE SCIENCE PSYCHIQUE

par Albert JOUNET. Broch. de 36 pages. Prix : 20 cent.

Contient l'énoncé des lois et propriétés fondamentales de la *force psychique*, que l'auteur considère comme un agent physique. Cet agent est dans tous les êtres ; à des degrés divers, il est une force universelle que peuvent soumettre, diriger et manier les êtres pensants, visibles et invisibles.

Les phénomènes psychiques sont d'ordre naturel, mais influencés ou pouvant l'être par un *surnaturel mauvais* ou un *surnaturel divin*, et suivant l'intention, l'agent psychique peut être bienfaisant ou nuisible. Il dépend de nous, de notre savoir, de nos aspirations, d'en user en bien ou en mal. M. Jounet lui reconnaît six propriétés, qui ont pour base la polarité, d'après les travaux de Reichenbach, de Rochas, Durville. En effet, la polarisation paraît expliquer les faits psychiques d'une manière claire et précise.

Quand on aura lu cet ouvrage avec toute l'attention qu'il mérite, on sera frappé de l'importance des découvertes magnétiques. La polarité expliquerait donc aussi les phénomènes spirites et occultes.

C'est d'ailleurs la conclusion qui se dégage de ce remarquable travail. A titre de propagande, la brochure est expédiée franco aux conditions suivantes : 100 exempl., 7 fr. ; 50 exemp., 4 fr. ; 25 ex., 2 fr. 50 ; 10 ex., 1 fr. 25.

LA DOCTRINE CATHOLIQUE ET LE CORPS PSYCHIQUE,

par ALBERT JOUNET. Broch. de 72 p. Prix . 20 cent.

Cet opuscule peut être envisagé sous deux points de vue : 1° catholique orthodoxe ; 2° de recherche scientifique. Les catholiques, instruits, chercheurs, verront que la science n'est pas ennemie de la *vraie* Foi ; et les hommes scientistes purs, sans préjugés, pourront constater qu'un homme de foi véritable peut être aussi un indépendant dans la libre recherche, aussi bien dans le visible que dans l'invisible.

Le corps psychique, ou double organique, est considéré par l'auteur, d'accord avec certains docteurs de l'Eglise, comme une probabilité équivalant à une démonstration. Les faits à l'appui, très nombreux, sont passés en revue d'une façon méthodique. Il y a des arguments absolument péremptoires.

La connaissance tend à remplacer la croyance ; et évidemment, tel est bien le but de la Science.

Ce petit ouvrage ouvrira les yeux d'un grand nombre de catholiques et les décidera à entrer résolument dans la voie scientifique, la seule qui puisse mener l'homme à la connaissance rationnelle de ses destinées.

ANALOGIES ET DIFFÉRENCES ENTRE LE MAGNÉTISME ET L'HYPNOTISME,

avec 8 portraits, par J.-M. BERCO. Mémoire couronné par la *Société Magnétique de France* In 18 de 72 pages. Prix 60 cent.

Qu'est-ce que le Magnétisme, qu'est-ce que l'Hypnotisme ? Est-ce une seule et même chose, sont-ce deux ordres de phénomènes différents ? Depuis que les magnétiseurs ont été repoussés par les hynotiseurs, il n'y a que les Maîtres de l'art qui en savent quelque chose. Pour le plus grand nombre des médecins et des savants qui observent la *mode scientifique* ; pour le paysan comme pour le badaud des grandes cités qui suivent les moutons de Panurge sans savoir pourquoi ; même pour beaucoup de gens du monde, le Magnétisme est mort et l'Hypnotisme seul subsiste.

C'est une erreur profonde ; le Magnétisme, très ancien n'a jamais cessé d'exister, et l'Hypnotisme n'est qu'un enfant. Le premier est le père de celui-ci, et les deux *vivent* côte à côte ; mais ils vivent en mauvaise intelligence ; le fils, qui est fort loin d'avoir les qualités du père, en mauvais qu'il est, cherche à cacher sa paternité.

Les hypnotiseurs, et avec eux la plus grande partie des savants, ont jeté la confusion la plus déplorable sur la question. Si les uns ont affirmé que le Magnétisme ancien est devenu l'Hypnotisme nouveau, d'autres soutiennent que le premier n'a jamais rien valu et que le second mérite seul la confiance du public. D'autres enfin, et c'est le plus grand nombre, même parmi les praticiens, continuent à admettre et à pratiquer le Magnétisme comme on le faisait il y a cinquante ans ; mais ils lui donnent le nom d'Hypnotisme, plus nouveau et mieux à la mode. Enfin, la question est si embrouillée que le plus fort finit parfois par ne plus rien y comprendre.

C'est pour résoudre cette importante question que la *Société Magnétique de France* l'a mise au concours. Des mémoires lui ont été remis, et celui qui fait objet de ce travail a obtenu le Premier prix.

La confusion n'est pas possible ; il y a deux ordres de phénomènes : le *Magnétisme* d'une part, l'*Hypnotisme* de l'autre. On observe certaines analogies entre eux, mais encore davantage de différences. Ces *Analogies* et ces *Différences*, exposées avec la méthode la plus rigoureuse, montrent qu'il est impossible de les confondre ensemble sous une même dénomination.

Les *Analogies et Différences entre le Magnétisme et l'Hypnotisme* constituent l'ouvrage le plus intéressant, qui se soit jamais adressé aux partisans d'une doctrine scientifique, car il doit mettre fin à une déplorable hérésie scientifique.

SECRETS MERVEILLEUX pour la guérison de toutes les maladies physiques et morales, par l'*abbé* JULIO. In-18 de 587 pages, avec 2 portraits et 22 figures coloriées. Reliure souple. Prix 12 fr.

Ce volume, qui a coûté à l'auteur deux ans de recherches patientes est le complément des *Prières merveilleuses* dont la dernière édition, répandue dans tous les pays du monde, est maintenant épusée.

Les Secrets merveilleux sont le *vade-mecum* de ceux qui veulent faire du bien à leurs frères ; car, contenant les secrets des guérisseurs de tous les pays, ils opèrent des cures merveilleuses et résument tous les ouvrages antiques occultes, qui sont presque introuvables.

Ce livre est demandé même par les prêtres intelligents, d'abord parce qu'il est orthodoxe, contenant les formules rituelles consacrées par l'église et approuvées par le souverain Pontife ; ensuite parce que ce précieux recueil leur apprend à sauvegarder les intérêts matériels de leurs paroissiens, à se faire mieux comprendre et aimer d'eux, expérimentant ainsi que par les choses temporelles on atteint plus sûrement les spirituelles.

Il est surtout le livre de chevet de ceux qui souffrent car, avec la foi, il n'est pas une maladie que l'on ne puisse guérir, une seule grâce que l'on ne puisse obtenir.

ARGUMENTS DES MÉDECINS

En faveur de la Pratique du Massage et du Magnétisme Par les Masseurs et les Magnétiseurs

ENQUÊTE DU COMITÉ D'INITIATIVE MAGNÉTIQUE

Dans le but de faire une Enquête sur l'opportunité de la campagne entreprise par le *Comité d'Initiative magnétique*, la lettre suivante, avec formule pour réponse, ne serait-ce que par *oui* ou par *non*, a déjà été adressée à un certain nombre de notabilités médicales, scientifiques, littéraires, politiques, artistiques, etc.

Sous les auspices du *Syndicat de la Presse spiritualiste de France*, de la *Société française d'Etude des Phénomènes psychiques*, de la *Société magnétique de France*, de l'*Ecole pratique de Magnétisme et de Massage*, du *Syndicat des masseurs et magnétiseurs*, et de Tous ceux qui pensent que le malade doit pouvoir demander la santé au guérisseur, médecin ou non, qui a le plus de chance de l'obtenir.

Un Comité s'est formé au *Journal du Magnétisme*, dans le but d'obtenir une loi qui modifierait celle du 30 novembre 1892 sur l'exercice de la médecine, pour permettre la pratique du Massage et du Magnétisme aux masseurs et aux magnétiseurs non médecins, à la condition que ceux-ci soient suffisamment instruits.

Pour juger de l'opportunité de cette proposition, le *Comité d'Initiative magnétique* fait une enquête auprès des Médecins, des notabilités des Sciences, des Arts, des Lettres, de la Politique, du Barreau, etc., pour obtenir d'eux une réponse à la question suivante :

Pensez-vous que les Masseurs et les Magnétiseurs non médecins, mais suffisamment instruits, puissent, sous la garantie des lois de droit commun, appliquer leur art au traitement des maladies ?

Vous êtes instamment prié de vouloir bien lui répondre, ne serait-ce que par *oui* ou par *non*.

En attendant, nous vous prions, Monsieur, de vouloir bien agréer, avec nos remerciements anticipés, toute notre reconnaissance.

Pour le Comité : *Le Secrétaire délégué,*
H. DURVILLE.

Adhésions collectives

Le Congrès magnétique international de 1889, le Congrès Spirite et Spiritualiste International de 1900 (60,000 adhérents), le Syndicat de la Presse spiritualiste de France, la Société française d'Etude des Phénomènes psychiques, la Société magnétique de France, l'Ecole pratique de Magnétisme et de Massage, le Syndicat des Masseurs et Magnétiseurs.

Adhésions individuelles

MM. le *comte* d'Aboville, *ancien député ;* le *docteur* M. Adam ; Alhaiza, directeur de la *Rénovation ;* Allar, *statuaire ;* J. Allix, *publiciste* ; *docteur* Arnulphi fils, Nice ; *Arsène* Alexandre, hom. de lettres ; Ph. Audebrand, hom. de lettres.

Ballu, *ingénieur ;* Barlet, directeur de la *Revue Cosmique ; docteur* Bataille, *sénateur* ; Baudelot, dir. du *Spiritualisme moderne* ; *docteur* Bénard ; *docteur* Berjoan, Vinça (Pyr. Or.) ; *docteur* Bertrand Lauze, Alais ; *docteur* Bévalot, Léon Bienvenu (Touchatout), directeur du *Tintamarre* ; J. Blanc, *publiciste* ; E. Blémont, *hom. de lettres ;* Boivin-Champeaux, avocat ; Bourgoin-Lagrange, anc. magistrat ; docteur Boucher, Saint-Servan ; *docteur* Bouhében ; Bouvier, directeur de la *Paix universelle ;* Antide Boyer, *député ;* J. Brieu, *publiciste* ; Bricaud, *publiciste*, Lyon ; Brothier de Rollière, *ingénieur* ; G. Buron, *adm. de la Soc. Générale.*

Castel, *inspecteur général des mines, en retraite* : *docteur* Cautetot, Les Sables d'Olonne ; C. Chaigneau, dir. de *l'Humanité intégrale* ; H. de Chamaillard, *sénateur* ; de Chambure, *dir. de l'Argus de la Presse* ; Fél. Champsaur, hom. de lettres ; *docteur* Charvillat, Clermont-Ferrand ; Chauvin, *adm. gén. de l'Odéon* ; Chessé, *anc. gouv. de la Guyane ;* Chincholle, vice-président de la *Soc. des Gens de Lettres* ; A. Cim, *de la Soc. des gens de lettres* ; Comby, avocat ; l'*abbé* Constantin, directeur du *Sauveteur* ; le *comte* de Constantin, prés. du *Congrès magnétique de 1889* ; le *vice-amiral* Conte ; J. Corday, hom. de lettres ; J. Cordier, *avocat, anc. député* ; A. Cornet, *anc. Conseiller mun.*

Dalsème, *homme de lettres*; **C. Debans**, *homme de lettres*; **G. Delanne**, *ingénieur*, dir. de la *Revue scientifique et morale du Spiritisme*; **Demesse**, *homme de lettres*, *docteur* **Denouve**, dir. de la *France aérienne*; **Léon Denis**, président du *Congrès spiritualiste de 1900*, Tours; **Desbeaux**, de la *Société des Gens de Lettres*; *docteur* **Desjardin de Régla**, dir. de l'*Estafette*; **Draner**, *art. dessinateur*; **Dubief**, *Consul de France*; **G. de Dubor**, *homme de lettres*; **Duesberg**, *art. dramat*; **F.-G. Dumas**, *publiciste*; *docteur* **Dupouy**, dir. du *Moniteur de l'Hygiène publique*; **P. Dupré**, *conseiller à la Cour de Cassation*; **A. Duquet**, *historien milit.*; **Duval**, dir. de la *Tribune psychique*; **L. Duvanchel**, *hom. de lettres*.

Docteur **Encausse (Papus)**, dir. de l'*Initiation*; **A. Erny**, *homme de lettres*.

Fabart, dir. du *Franc Parleur*, Montdidier; **Fabius de Champville**, dir. de l'*Echo au IXe arrondissement*; **L. de Faget**, dir. du *Progrès spirite*; **Eug. Farcy**, *anc. député*; **de Faugère**, président du *Congrès de l'Humanité*; **Fenal**, *député*; **Féret**, *publiciste*; *doct.* **Foveau de Courmelles**; **H. France**, hom. de lettres; le *comte de* **Franqueville**, *de l'Institut*; **José Frappa**, *artiste-peintre*; **D. Fuller**, *artiste-peintre*.

Gaillard, *ancien député*; **Gautret**, *député*; *docteur* **Gaucher**, Les Sables d'Olonnes; *docteur* **Gaudin**, Les Sables d'Olonne; **Gavault**, *hom. de lettres*; **Gavot**, *conseiller général*, **Gervaise**, *député*; **L. Girardot**, *hom. de lettres*; **Giraud**, *sénateur*; *docteur* **Godet**, *conseiller général*, Les Sables d'Olonne; **O. de Gourcuff**, *hom. de lettres*; **R de Gourmont**, *homme de lettres*; **Ch. Grandmougin**, *hom. de lettres*; **Mme Lucie Grange**, dir. de la *Lumière*; **Grébeauval**, *conseiller municipal*; **Grimelund**, *artiste-peintre*; **Grouard**, *avocat*, réd. en chef de la *Revue des Tribunaux*; **Gung'l**, *homme de lettres*.

Docteur **Haas**, *ancien député au Reichstag*, Nancy; **E. Hache**, *homme de lettres*; **Harmois**, dir. de l'*Avocat*; *docteur* **Hermann**; **Hoffmann**, corr. du *Publicateur des Côtes-du-Nord*; **Clovis Hugues**, *député*.

Issanchou, dir. de la *Plume libre*.

Jean-Bernard, *homme de lettres*; **Jollivet-Castelot**, dir de l'*Hyperchimie*; **A. Jounet**, dir. de la *Résurrection*; l'*abbé* **Julio**, dir. de l'*Etincelle*.

Docteur **Lalande**, Lyon; docteur *Lassalette*, Pau; **Le Leu**, *hom. de lettres*; **J Lermina**, *hom. de lettres*; **Lessard (Verdad)**, dir. des *Temps meilleurs*, Nantes, **Leymarie**, dir. de la *Revue Spirite*; *docteur* **Liébault**; Nancy.

Docteur **Madeuf**, *dir. du Journal du Mal de Mer*; **P. et V. Margueritte**, *hommes de lettres*; **G. de Massue**, *publiciste*; *docteur* **Mélik**, Les Sables d'Olonne; **Gaston Méry**, *cons. munic.*, dir. de l'*Echo du Merveilleux*; *docteur* **G. de Messiny**, La Vacquerie (Hér.); *docteur* **Michaux**, Aubervilliers; **E. Michelet**, *hom. de lettres*; **G. Montorgueil**, *hom de lettres*; *docteur* **Moutin**.

Docteur **Palos**, Les Sables d'Olonne; *docteur* **Pardoux**, Clermont-Ferrand ; **J. Pillet**, *ing. des Arts et Manuf.* ; *docteur* **Popleton**, Luzarches (S.-et-O.) ; *docteur* **Portaz**, Pont-de-Beauvoisin (Isère); *docteur* **Potier**, *conseiller général*, Les Sables d'Olonne.

Mme Renooz, *fem. de lettres* ; **A. de Rochas** ; **Rouxel**, réd. au *Journal des Economistes*.

Sédir, dir. du *Voile d'Isis*; *docteur* **Speakman**, Pau ; *docteur* **Surville**, Toulouse.

Tergan, dir. de l'*Echo du Magnétisme*, Nice; **Thiaudière**, *hom. de lettres*; **Trarieux**, *sénateur*; *docteur* **Tripier**; *doct.* **Toussaint**, Argenteuil ; *docteur* **Turigny**, *député*.

Albin Valabrègue, *publiciste* ; **Vandérist**, réd. en chef du *Messager de Liége*; **des Varennes**, hom. de lettres; **Varinard**, *exp. en écritures* ; **Emm. Vauchez**, fondateur de la *Ligue nat. de l'Enseignement*; *docteur* **Vindevogel**, dir. du journal *Connais-Toi* et réd. au *Médecin*; **G. Vitoux**, *homme de lettres*.

Les suivants n'ont répondu **oui** *que pour le Massage*.

MM. **L. Cazeneuve**, *dir. du Grand-Hôtel*; **M. G. Danville**, *hom. de lettres*; *docteur* **Gelma**; *docteur* **Verrier**.

Les suivants n'ont répondu ni **oui** *ni* **non**, *se considérant généralement comme incompétents*.

MM. **Andrieu**, avocat ; *général* **Arnoux** ; *général* **Béziat** ; *baron de* **Boissy d'Anglas** ; **Crosti**, *prof. au Conservatoire* ; **A. A. Damour**, *de l'Institut* ; **de Freycinet**, *ancien ministre* ; **P. Ginesty**, *hom. de lettres* ; *général* **Japy**, *sénateur* ; **Millerand**, *ministre du commerce* ; **L. Ricard**, *député*.

Nota. — *Tous ceux dont les noms ne sont suivis d'aucune indication de lieu, habitent Paris.*

L'objet de cet ouvrage, qui sera publié en brochures analogues à la présente, contient les **Arguments** que les Médecins ont adressés au *Comité d'Initiative magnétique* avec leur adhésion.

Les trois premières brochures publiées précédemment, contiennent 19 observations.

Les **Arguments des Savants**, *hommes de lettres, hommes politiques, artistes et notabilités diverses* sont publiés dans une autre série de brochures.

ARGUMENTS DES MÉDECINS

XX

Le *docteur* Madeuf, directeur du *Journal du Mal de Mer*, Paris.

Est-ce qu'en Angleterre, en Amérique, la médecine n'est pas libre et est-il démontré que la vie humaine y est plus courte ?

Faut-il rappeler que la plupart des découvertes médicales ont été faites par des personnes étrangères à la médecine, personnes désignées généralement sous le nom de rebouteurs.

Cependant, c'est d'après leurs observations sur les animaux qu'ils en ont conclu leurs procédés soi-disant empiriques. Exemple : Depuis plus de cent ans, certaines familles de rebouteurs mobilisent les fractures parce qu'elles ont remarqué que les animaux se guérissent très bien leurs jambes cassées et cela sans l'intervention de l'homme. Or, c'est à peine, si quelques médecins osent aujourd'hui remuer une fracture, alors que la mobilisation préconisée par les rebouteurs guérit 1/3 plus vite.

Nous pourrions citer et multiplier les exemples que notre livre *La Santé pour tous* fait pour ainsi dire par le public, nous démontre à chaque instant.

L'enseignement médical est presque faux ; on fait apprendre, pour ainsi dire par cœur, aux jeunes gens, une foule de détails qu'ils oublient vite. Je ne veux citer qu'un exemple typique. Dans un concours d'internat on donnait comme question : muscles du larynx. Or, ce n'est pas exagéré de dire que 2 ou 3 pour cent seuls des jeunes gens avaient vu ou étaient capables de voir un larynx et les examinateurs eux-mêmes n'étaient pas compétents sur les maladies de cette région.

Nous en appelons à tous les spécialistes. Conclusion. Il y a en France dix mille médecins et 35 millions d'habitants ; à qui fera-t-on croire que, dans ces 35 millions, il n'y ait personne capable de faire des observations et des découvertes intéressantes.

Notre enquête sur le mal de mer nous permet tous les jours de constater que le public est aussi compétent sur cette question que les médecins. Donc, mon avis est :

Liberté de la médecine avec responsabilité.

XXI

Le *docteur* Pardoux, Clermont-Ferrand.

Parce que je crois au Magnétisme et suis partisan de la liberté absolue laissée au malade d'aller chercher sa guérison où bon lui semble, mais avec le droit de surveillance de la société, car c'est un devoir pour elle de réprimer la fraude ici comme dans toutes les autres professions, ce qu'elle ne fait pas assez à mon avis, sans cela on ne serait pas exposé à consommer tant de marchandises frelatées et à être victime de tant d'annonces trompeuses qui remplissent des pages entières de tant de journaux. Dans l'intérêt de la société et dans l'intérêt même des magnétiseurs consciencieux, honnêtes, il serait à désirer que l'on créât à Paris et en province des hôpitaux magnétiques où les malades partisans du magnétisme pourraient aller se faire soigner spécialement par cette méthode, par les vrais magnétiseurs, se donnant comme tels, médecins ou non, mais sous le contrôle de docteurs qui ne feraient qu'établir le diagnostic de la maladie et constater la guérison. Les magnétiseurs qui auraient ainsi fait leurs preuves dans ces hopitaux auraient le droit d'exercer librement le Magnétisme.

XXII

Le *docteur* Vindevogel (Réponse publiée dans le journal *Connais-toi*, à Bruxelles, sous ce titre : *L'Art de guérir et le Don de guérir*).

Dans la plupart des pays l'art de guérir est protégé par la loi. La machine humaine est si complexe, les lois de la vie et le processus fonctionnel normal des nombreux appareils sont si compliquées, la texture et la fonctionnalité des organes, cellules, microzymas, sont si connexes avec la composition des milieux et la nature du régime, la physiologie et la biologie sont des sciences si étendues, la connaissance des remèdes, agents modificateurs, incitateurs, régulateurs, est si longue à acquérir par l'étude et l'observation, les maladies sont si diverses et souvent si difficiles à découvrir et à surprendre dans leur mécanisme causal qui décide du mode et des procédés d'intervention... que l'exercice de la médecine, le choix des remèdes ou agents, la médication par toutes voies, par tous les matériaux, par les énergies et les forces de la Nature, exigent de la part du professionnel de laborieuses études, une grande pénétration de la Nature, du mécanisme de l'organisation, la science des conditions de l'évolution harmonique, la possession pleine et entière des réactifs si variés, des remèdes si nombreux fournis par la Nature, les milieux, les agents dits de cure.

C'est en raison de la difficulté de *cet art de guérir et de restaurer la santé* que la législation est intervenue pour fixer les études préparatoires, les conditions de l'octroi d'un diplôme d'aptitude à l'exercice de l'art. Ces précautions semblent nécessaires, et l'intérêt de la santé, tant particulier que public, l'intérêt familial et celui social exigent de la part des praticiens, des aptitudes et des connaissances étendues qui justifient la fonction du médecin officiellement proclamé apte à la profession qui est aussi un vrai sacerdoce, vu la nature du travail d'assistance du prochain, d'autant plus digne d'intérêt qu'il est plus éprouvé.

Du moment que l'État, le pouvoir public se substitue à l'individu pour régler certaines professions, la loi intervient et tous lui doivent respect et soumission. Ainsi de l'exercice de l'art de guérir qui règle les fonctions, droits, pouvoirs des pharmaciens et des médecins. La *Loi* interdit la pratique de l'art de guérir à qui n'est pas diplômé *ad hoc*, et cela dans l'intérêt même des malades, de la famille, de la société. C'est très bien, en règle générale et en tant que la médecine s'exerce par l'application d'agents, de remèdes, de médecines et médicaments dont l'action doit être connue, réglée, car ce sont des armes à deux tranchants qui coupent ou le mal ou la vie — poisons ils sont, s'ils sont maladroitement et inopportunément maniés, tout comme ils sont remèdes de valeur, agents de cure dans le cas d'un emploi judicieux et éclairé. Il n'est aucun Institut, médical, chirurgical, hydrothérapique, électro-magnétique ou autre, où l'on fasse usage d'agents matériels et de réactifs remèdes, qui puisse — vu la loi — être entrepris par un particulier, un non-diplômé.

Il n'est pas jusqu'aux pratiques mécaniques — tel le massage — qui n'exigent des connaissances de physiologie et d'anatomie, donc un diplôme d'aptitude ; c'est l'avis sensé et juste des hommes compétents, et la loi qui atteint les rebouteurs et masseurs, non munis de diplôme, est justement appliquée. Le public doit respecter la loi et la magistrature qui l'applique, parce que son intérêt est en jeu et qu'il peut et doit exiger chez les masseurs et manœuvres de pratiques d'art les connaissances élémentaires qui permettront l'exercice de ces manœuvres selon les exigences des lois de la physiologie et de l'anatomie de texture.

On peut donc créer des masseurs professionnels comme on crée des sages-femmes, des dentistes et des orthopédistes. Les Facultés de l'État et celles libres doivent être préposées aux cours et à la délivrance des diplômes spéciaux. Cette mesure doit compléter l'enseignement et la loi sur l'art de guérir exige cette organisation.

Mais où la loi, la magistrature, les syndicats professionnels, les diplômés devraient s'abstenir d'intervenir, s'ils ne veulent être accusés de despotisme, d'inhumanité, de cruauté, d'égoïsme et d'esprit de caste impitoyable, dépouillant tout sentiment de fraternité et de charité, d'altruisme et d'amour pour le bien et le salut du prochain, mettant les intérêts de la profession au-dessus de l'objet qui a présidé à la confection des lois qui la régissent, à savoir : « *la guérison ou le soulagement des misères, des maladies des patients* », où donc l'abstention est de commande et où la liberté exige le respect et la déférence *de tous*, c'est quand se rencontre l'homme doué par la Nature du don de guérir par lui-même, par ses fluides, ses forces vivifiantes, son magnétisme vital, sa *volonté* et le rayonnement de ses forces personnelles communicables aux autres et faisant fonction des plus puissants agents de guérison et de consolidation de bonne santé.

Tout être humain et animal même possède à certain degré ce pouvoir communicable, mais la Foi, la Morale, la sainteté de la Vie, la Nature évoluée, des Esprits l'exaltent. Vous êtes matérialiste, sceptique, négateur de tout pouvoir dit occulte, spiritique, magnétique, potentiel quelconque surpris comme simple force à rayonnement possible, et vous niez que cela puisse exister ; mais alors pourquoi vous soucier de le défendre, de poursuivre ceux qui s'y abandonnent et pratiquent cette transmission de forces guérissantes ? Vous êtes illogiques si pas insensé, car les faits sont les faits, et si vous les niez, votre négation ne peut vous être imputée par tout le monde que comme la manifestation d'un esprit en révolte et perdant toute mesure : elle est votre condamnation. Ergotez sur l'interprétation et dites qu'il s'agit de suggestion hypnotisante — mot qui ne dit rien et double le mystère sans l'expliquer — alors que le monde spiritualiste invoque la potentialité des éléments qui se dérobent aux sens physiques, qu'est-ce que cela peut bien faire à l'*art* ou au *don* de guérir ? Usez de votre suggestion et de votre hypnotisme, et si vous êtes impuissants, laissez de plus capables déployer leur puissance curative.

Vous êtes impuissant par votre art, votre science médicale, à soulager et à guérir les malheureux qui souffrent et sont condamnés à la mort, au nom de l'art officiel qui juge et émet la sentence désespérante — que vous importe alors, à vous professionnel de l'art de guérir, que le malheureux cherche consolation, réconfort, guérison ailleurs que chez vous ? Cesseriez-vous d'être homme parce que médecin, diplômé pour un art, une profession où vous vous sentez acculé à l'impuissance ? Votre incapacité avouée vous ouvrirait, elle le droit d'interdire au patient de se laisser guérir par un autre non diplômé ? Et voilà cependant, au nom de l'art, de la profession, de la loi, ce que vous êtes et faites quand vous poursuivez les thaumaturges, les opérateurs de cures par rayonnement magnétique. Christ-Jésus guérissait par les vertus sortant de son corps, le magnétisme vital et vivifiant, par le contact et l'imposition des mains, par sa salive, par sa volonté qui faisait rayonner sa puissance à distance, le condamneriez-vous pour ces bienfaits procurés aux malheureux ? Les Juifs du Temple ne le poursuivaient pas pour cela mais parce qu'il guérissait par des *actions* (telle celle de se baisser pour faire de terre et de salive un baume magnétique, telle celle de faire emporter son grabat par le paralytique guéri) *le jour du sabbat* qui exigeait le repos. Vous êtes donc plus cruel que les Juifs et les hypocrites du Temple? Répondez.

L'art de guérir transformé en *don* de guérir sans intervention de remèdes matériels, doit-il être régi par une loi humaine restrictive du droit et de la liberté des malheureux à la guérison? Nos lois protègent l'*art de guérir*, et les pratiques malfaisantes sont défendues par les lois qui sanctionnent les attentats sur la santé par les pénalités appliquées à qui usurpe la fonction, mais l'objet capital, « *la guérison* » et la guérison sans aucune crainte possible pour cause de nuisance de procédé, cette pratique doit-elle être interdite par la loi, au nom de la société, de l'humanité? C'est là que la loi devient homicide et que les magistrats et les médecins qui l'invoquent en transgressent l'esprit pour n'en évoquer que la lettre; savants de robe et de profession, n'êtes-vous pas esclaves de la lettre et ne foulez-vous pas aux pieds l'esprit qui vivifie et éclaire? Craignez de paraître comme les scribes, les pharisiens et les docteurs de Temple de pierres qui proscrivèrent le Saint du Dieu et le crucifièrent parce qu'il mettait les œuvres de la vie au-dessus de celles de la mort. Vous imitez les Juifs égoïstes et êtes les fidèles du Temple de pierres, foulant aux pieds la doctrine de l'Esprit qui vivifie. Vous faites de la loi un instrument d'oppression et de persécution du bien de la charité, de l'altruisme, alors que dans son esprit la Loi est conservatrice et protectrice des œuvres de ceux qui font le bien et soulagent l'humanité. Revenez à l'esprit et quittez la matière et l'égoïsme; répudiez la rapacité de l'esprit de caste et renoncez à la cruauté à l'égard des malheureux que vous sentencez du haut de votre science de matérialiste qui est le vernis de l'ignorance et de l'incapacité professionnelle.

Respectez la vie et ceux qui la font rayonner autour d'eux et sauvent de misère, de maladie et de mort leurs malheureux et pitoyables frères, par le don que la Nature leur a conféré ou que la sainteté de la vie, la pureté des mœurs, l'ardente volonté de guérir les maux de leurs frères leur ont octroyé. Ne nourrissons pas notre égoïsme et nos jouissances matérielles, avec les pleurs et les douleurs des patients et des moribonds que notre art condamne et a cloués à la désespérance.

Médecin moi-même, je proteste, non contre la loi dont l'esprit est conservateur mais contre l'application de la loi selon la lettre, car la lettre tue et l'esprit vivifie. Juges et médecins, je fais appel à votre esprit, à votre cœur, à votre bon sens, à votre amour pour l'humanité souffrante, à la justice même considérée dans son intégrité, à la loi dans son esprit, cessez de poursuivre les thaumaturges qui guérissent par le don de la vie même, par le magnétisme vital, et n'attirez pas sur vous les malédictions de Dieu et des hommes pour cause de persécution de la charité et de l'amour altruiste exercé par des êtres privilégiés auxquels vous devez l'admiration et la considération d'hommes bien élevés, consciencieux de la loi d'amour et de dévouement dans le renoncement pour le prochain.

N. B. — Cet article a été inspiré à l'écrivain médica par la condamnation dont sont frappés les thaumaturges, les guérisseurs par le rayonnement du magnétisme animal ou hominal. Mouroux, à Angers, Louis Antoine, à Jemeppe-lez-Liège, ont été condamnés pour ces pratiques de guérisseurs.

Des médecins syndiqués se sont constitués les accusateurs et persécuteurs.

L'écrivain exige le diplôme pour le massage, mais quant à la communication des fluides vitaux guérisseurs, du magnétisme vital, il ne saurait admettre la condamnation légale d'œuvres de miséricorde, de charité et d'altruisme dans le dévouement, l'abnégation et le renoncement. Il préfère être homme et philanthrope plutôt que professionnel diplômé d'un art transformé en privilège de caste.

Il accuse l'esprit doctrinal, le matérialisme de la science de nos jours d'aveugler les médecins et les scientistes, et jusqu'aux juges chargés d'appliquer les lois et qui négligent l'examen de l'esprit de la Loi pour la suivre à la lettre. Il déplore ces tendances matérialistiques, cette concentration de la science et de l'art dans la matière et ses œuvres, et sa Foi, devenue scientifique par l'étude de la Nature dans ses énergies potentielles surprises hors de la matière *sensible* l'a confirmé dans la confession de l'art de guérir par les énergies personnelles aux hommes, vitales, magnétiques et que possèdent en commun plantes, animaux et hommes, ces derniers y ajoutant les énergies mentales, la volonté dans le plan de la mentalité et qui opère avec une intensité remarquable insoupçonnée par l'École des Matérialistes.

XXIII

Le *docteur* Bévalot, Paris.

Partisan de toutes les libertés, j'estime que, d'une part, chacun a le droit de se faire soigner par qui bon lui semble, et que, d'autre part, toute personne, diplômée ou non, susceptible de rendre service à ses semblables, a le devoir de les en faire profiter. Quant aux docteurs jaloux des résultats qu'obtiennent dans bien des cas, réputés incurables, des personnes non munies de diplômes, ils n'ont qu'à se mettre eux-mêmes à étudier les moyens employés par ces mêmes personnes : leur orgueil en souffrira peut-être, mais leurs malades en profiteront et c'est surtout ce qui doit les guider.

XXIV

Le *docteur* **Ch. Hermann**, Paris.

Les masseurs et surtout les magnétiseurs son doués d'un Pouvoir, que les médecins devraient candidement admettre comme une Puissance, qu'ils ne possèdent presque jamais.

Cette puissance est d'une efficacité telle dans le soulagement des souffrances humaines, qu'en vouloir aux personnes qui en sont douées, est le comble de la *Pessima medicorum invidia;* les empêcher de mettre cette puissance au service de l'humanité est la perpétration d'un crime vis-à-vis de la Sainte souffrance.

XXV

Le Docteur **Desjardin de Régla**, à Asnières.

Je suis et j'ai toujours été partisan de toutes les libertés. Or, parmi elles, je place en première ligne la liberté de me faire soigner par qui bon me semble, sans que personne puisse intervenir dans cet acte de liberté de conscience et de jugement. L'Allemagne, pays monarchique est, dans cet ordre d'idée, plus libérale que la France, pays républicain.

XXVI

Le Docteur **G. Deneuve**, à Paris.

Je suis partisan de la liberté absolue, et fais des vœux pour le progrès d'une science, dont vous êtes le pivot désintéressé et fidèle.

XXVII

Le Docteur **Portaz**, à Pont-de-Beauvoisin (Savoie).

Les vibrations que l'on appelle magnétiques, par ce seul fait qu'elles peuvent s'extérioriser, égalent au moins en nombre celles des rayons Rœntgen. Ce sont donc les vibrations du 58e octave, le nombre des vibrations des rayons Hertz étant celles du 29e octave $\left(\frac{58}{2}\right)$ et égalant au moins 536.870.912.

Il convient d'ajouter que ces nombres pour représenter ceux de l'harmonie naturelle, la seule existante, doivent être multipliés par la constante 1,01952125 que j'ai tirée de l'équation connue en électrolyse :

$$\frac{9{,}8525 \times E}{9{,}8192 \times 426{,}66} = 23{,}04 \times E \text{ calories où l'on a :}$$

$$\frac{98525}{9{,}8192} = 426666 \times 23{,}04 = 9830{,}4 \text{ dont l'in-}$$

verse multiplié par 10^3 égale bien 1,01953125, ce qui tend à prouver, en passant, que les éléments se combinent entre eux par les lois de l'harmonie. C'est une étude que je n'a pas terminée encore, mais d'où il ressortira que la nature naturée ou le fils est une commune mesure entre l'énergie générale ou le père et le Verbe ou Harmonie qui est l'Esprit ; l'énergie potentielle générale ayant en puissance l'harmonie, dans les octaves de 2, 4, 8... et s'extériorisant en énergie cinétique, dans les octaves de 2 × 1,01953125, etc.

La philosophie des sciences serait ainsi d'une simplicité mathématique et donnerait naissance à un néo-fourriérisme et à une sociologie naturelle, dont les lois seraient également mathématiques.

Mais revenons aux rayons Hertz et aux rayons Rœntgen. Les rayons Hertz sont, comme on le sait, des ondes électriques participant aux propriétés des ondes lumineuses. Elles ont la même longueur d'onde, d'où : $V = \sqrt{536.870.912}^{\,2}$

c'est donc le seul moment dans la série des octaves où les ondes électriques, perpendiculaires aux ondes lumineuses, les égalent en intensité.

On peut en conséquence imaginer les deux côtés adjacents d'un carré. Or, les vibrations éthérées ou radiantes se propageant dans tous les sens en forme sphérique, le grand cercle de cette sphère égalera ce carré.

La quadrature du cercle peut donc exister mais en harmonie seulement et dans ce seul cas.

Les ondes magnétiques, pour en revenir à votre question suivent les lois de l'harmonie. Un être normal et bien équilibré peut donc les produire. Il va de soi que le magnétiseur doit être instruit.

XXVIII

Le Docteur Tripier, à Paris.

J'ai rayé ci-dessus le « suffisamment instruits » parce qu'il ouvre la porte à des dispositions d'exception : l'exigence d'un diplôme par exemple. S'il devait en être ainsi, celui de docteur en médecine en vaudrait un autre ou à peu près.

Sous la garantie de ce que la question posée appelle le *droit commun* (j'eusse aimé mieux : *sous la garantie de la responsabilité civile*), je suis partisan du libre exercice de toutes les aptitudes.

XXIX

Le Docteur de Haas, à Nancy.

Le 3 février courant, présidant la séance de la *Société d'Etudes psychiques de Nancy* je me suis exprimé en ces termes : « Vous vous rappelez qu'à l'issue de notre dernière réunion, M. Thomas vous a fait signer une pétition que les Masseurs et Magnétiseurs de France adressent au Parlement, lui demandant de fixer leurs droits par une modification de la loi de 1892.

Cette pétition je l'ai signée de deux mains : 1° Parce que je suis un partisan déterminé de *toutes* les libertés, voire même du libre exercice de la médecine tel qu'il se pratique dans des pays voisins où l'on ne s'en porte pas plus mal ; 2° parce que j'estime que si, dans bien des cas, le magnétisme peut rendre des services, il ne peut en aucun cas avoir des effets nuisibles pour les personnes qui s'y soumettent. C'est à ce propos sans doute, qu'un confrère anonyme m'adresse une coupure d'un journal de médecine où, sous le titre. « L'exercice illégal de la médecine devant le Congrès de médecine, on lit ceci : » L'*hypnotisme* et le *magnétisme* « sont de véritables agents thé« rapeutiques, dont l'emploi inconsidéré peut en« traîner de graves conséquences. La pratique en « doit être réservée aux personnes pourvues du « diplôme de docteur en médecine. »

De deux choses l'une : « ou les médecins croient à l'efficacité du magnétisme, ou ils n'y croient pas. Dans le premier cas, la logique veut qu'il soit enseigné dans les Facultés ; dans le second cas, il n'y a aucune raison pour en défendre la pratique à des spécialistes expérimentés, à moins qu'elle ne craigne leur concurrence, ce qui serait un sentiment mesquin et peu digne de la corporation médicale. »

XXX

Le *docteur* Dupouy (d'Auch). Extrait du *Moniteur de l'Hygiène publique*, du 15 janvier, sous ce titre : *Magnétisme et Magnétiseurs.*

... Quelle est la signification de l'arrêt de la Cour suprême ?

Est-ce le magnétisme qui a été condamné, comme moyen curatif de certaines maladies? cela n'est pas possible, les membres de la Cour de cassation sont incompétents dans les choses scientifiques, dont ils ne savent pas le premier mot.

Ce sont donc les magnétiseurs qu'on a voulu condamner, parce qu'ils exercent l'art médical, sans le diplôme doctoral.

A cela, il n'y a rien à dire ; *dura lex sed lex.* Les rebouteurs d'autrefois ont été aussi condamnés. Aujourd'hui, ils exercent comme masseurs, avec ou sans prescription médicale, parce que la médecine a fini par adopter leur principal procédé de traitement, le massage.

J'engage donc les magnétiseurs à faire comme eux, à se dire masseurs, purement et simplement.

Est-ce à dire que je nie le magnétisme? Non, j'y crois, parce que c'est une des grandes forces peu connues de la nature, comme tant d'autres, et que sa valeur thérapeutique doit être indépendante de la science officielle, représentée par le Sénat conservateur de la rue Bonaparte (changement de domicile).

J'ai rapporté autrefois les faits de guérisons par le magnétisme que j'avais vus et constatés. J'ai lu ceux qui ont été publiés depuis une vingtaine d'années par des hommes de bonne foi. Et je suis arrivé à me faire une conviction que je puis résumer ainsi :

L'homme possède sur son semblable et dans toute son ambiance une force physiopsychique, d'autant plus grande qu'elle a un plus grand coefficient de volonté pour se manifester. Elle devient, dans certaines circonstances et sur certains sujets, un agent de dynamicité vitale d'une puissance extraordinaire. Je puis, comme exemple, citer ce fait. Il y a une vingtaine d'années, je soignais, une petite fille de 5 à 6 ans, l'enfant d'un contremaître de fabrique. A un moment donné, je fis le diagnostic de méningite tuberculeuse. Le patron du père m'adjoignit, avec mon plein consentement d'ailleurs, son médecin, praticien très distingué, ancien interne en médecine des hôpitaux de Paris. Comme moi, il fit le diagnostic de méningite tuberculeuse, et comme moi il proposa le traitement classique, qui n'a jamais guéri personne. Quelques jours après, les phénomènes morbides du dernier acte pathologique apparurent, — et un soir, voyant que la mort n'était plus qu'une question de quelques heures, nous nous retirâmes, en prévenant les parents de ce pronostic défavorable. De plus, il fut convenu entre nous que le lendemain matin, nous ne viendrions pas au rendez-vous.

Une huitaine de jours après, je rencontre dans la rue le père de la petite fille. J'allais lui adresser mes condoléances, lorsqu'il me dit que son enfant était sauvée, et qu'elle allait aussi bien que possible. « Après votre départ avec votre confrère, le fameux soir, j'ai bien compris, me dit-il, que mon enfant était perdue, alors je me suis assis auprès de son lit, je lui ai pris les mains, et je l'ai magnétisée pendant toute la nuit. Le lendemain, elle était mieux, j'ai continué jusqu'à ce que je la vis hors de danger... »

Cette observation peut se passer de commentaires; mais c'est à elle que j'ai dû ma première connaissance des fluides potentiels de l'homme. Et c'est de ce fait que j'ai commencé à entrevoir la liaison entre les sciences occultes et la physiologie psychique. J'ai compris l'action bienfaisante et réconfortante que l'être faible, la femme, l'enfant, le vieillard, le malade puise dans l'ambiance de l'homme jeune, vigoureux, principalement quand cet homme est un médecin mettant une volonté ferme de guérir et de protéger au service de ses effluves dynamiques.

Depuis lors, j'en suis arrivé à conclure que toutes les forces de la nature, malgré l'autonomie qu'on leur accorde encore, ne sont qu'une seule et même force, puisant leur énergie dans l'éther, ce fluide unique répandu dans tout l'univers, pénétrant la masse de tous les corps et synthétisant l'unité des forces physiques et psychiques, dont le magnétisme n'est qu'un des agents.

Les temps sont proches, d'ailleurs, où cette théorie dynamique sera classiquement adoptée. Et alors les médecins, professeurs, agrégés, praticiens et autres se serviront des procédés magnétiques des magnétiseurs, comme ils se servent maintenant des procédés de massage des anciens rebouteurs.

XXXI

Le Docteur **Bertrand Lauze**, à Alais.

Les masseurs et magnétiseurs, non médecins mais suffisamment instruits doivent pouvoir, sous la garantie des lois de droit commun, appliquer leur art au traitement des maladies.

Ils peuvent et doivent rendre de grands services dans bien des maladies, soulager et guérir de nombreux malades.

Un bon masseur, un fort magnétiseur portent en eux-mêmes, toutes les formules thérapeutiques capables de produire une cure.

De tout leur corps, de tous leurs sens, la force vitale, condensée en eux, semblable aux rayons X, s'irradie sous l'action de leur volonté, va se fixer dans l'organisme du malade, pour le régénérer et faire rétrocéder l'affection locale, quelle que soit son siège.

La formule thérapeutique du masseur et du magnétiseur, pour, si intempestive qu'elle soit, est à mon avis, moins nocive que toutes ces formules thérapeutiques de chimiâtrie contemporaine, dont on gave les malades à tort et à travers.

Les masseurs et magnétiseurs sont en droit d'affirmer, que mieux que d'autres, ils sont capables d'appliquer à leurs malades la formule : *Primo non nocere* :

Pourquoi ?

La réponse est bien simple.

Leur science, leurs pratiques, reposent sur des données précises qui remontent à la plus haute antiquité, l'expérience les a consacrées ; tandis que nous voyons tous les jours, la médecine répudier ou laisser dans l'oubli des produits naturels, que l'usage et l'expérience d'un passé déjà lointain ont consacrés, pour leur substituer des médicaments à la mode, dont l'efficacité est douteuse et la nocivité quelquefois possible.

XXXII

Le Docteur Popleton, à Luzarches (Seine-et-Oise).

Aucun artifice de loi ne peut sans abus prévaloir contre cette évidence.

L'usage des facultés naturelles de l'homme ne peut être supprimé qu'au point de vue du tort au prochain, dont cet usage pourrait devenir l'occasion ; les lois ne peuvent atteindre le droit qu'a tout homme de faire du bien a ses semblables ; elles ne peuvent porter que sur les fins auxquelles cet usage peut servir.

Une loi qui établirait une sorte de mandarinat contre le massage et les passes magnétiques généralisés en droit, serait un attentat contre la liberté ; les lois de fabrication humaine peuvent et doivent prévenir les abus en les spécifiant ; elles ne peuvent défendre l'usage de facultés, plus ou moins réparties à tous, mais qu'aucune institution pédagogique n'a le pouvoir de créer ni le droit de refouler chez ceux qui possèdent ces facultés assez éminemment pour vouloir les faire servir au bien des autres et à leur propre bénéfice matériel.

Masser et magnétiser sont des œuvres d'intelligence, des appels constants à l'expérience, à la sagacité de l'opération ; il est ridicule de songer à leur faire jouer le rôle passif des anciens barbiers et des garçons apothicaires que les anciens docteurs mettaient à contribution pour les saignées et les lavements de l'indicateur desquels ils étaient légitimement les seuls juges.

XXXIII

Le docteur Toussaint, à Argenteuil (Seine-et-Oise).

Le malade, celui qui souffre, a droit d'employer pour se soulager et se guérir, tous les moyens possibles.

Si un monsieur qui a une entorse trouve *un bon masseur* qui, en huit jours, le met sur pied, il serait bien sot de ne pas se faire masser par cet homme, fut-il sans Diplôme.

Si un père de famille a un enfant atteint d'incontinence d'urine que son médecin soigne sans succès depuis des mois, il a droit de faire magnétiser le petit malade par un homme compétent, cet homme n'eut-il aucun titre scientifique.

La meilleure, la seule manière qu'ont les médecins d'empêcher les masseurs et les magnétiseurs de leur prendre leurs clients, *c'est d'apprendre eux-mêmes à masser et à magnétiser, et de guérir eux-mêmes leurs malades.*

XXXIV

Le Docteur Boucher, à Saint-Servan.

Je pense que l'agent magnétique contenu dans le rayonnement humain est un agent thérapeutique merveilleux, car le magnétiseur au moyen de ses passes opère une véritable transfusion vitale supérieure de beaucoup, quant à son action bienfaisante, à la transfusion sanguine.

L'emploi du magnétisme humain en médecine constituerait donc un colossal progrès ; mais il ne peut généralement pas être utilement appliqué par les médecins.

C'est avec les eaux minérales, qui n'agissent que par les énergies magnétiques terrestres qu'elles contiennent et nullement par leurs sels, ainsi que le soutient la médecine barbare.

C'est avec l'électricité, une des énergies composantes du magnétisme.

C'est avec les alcaloïdes, condensation pour ainsi dire des forces vitales de certaines plantes, la seule thérapeutique de l'avenir, celle qui remplacera les criminelles et meurtrières inoculations Jennériennes et Pasteuriennes.

XXXV

M. le *docteur* Foveau de Courmelles, *licencié ès-sciences physiques, ès-sciences naturelles, et en Droit*, directeur de l'*Année électrique*, Paris.

Jusqu'ici, la médecine officielle a nié le *Magnétisme*, n'admettant que l'*Hypnotisme* (voir mon livre l'*Hypnotisme*, Paris, 1890, Londres et New-York, 1891). Donc, on ne peut poursuivre ce qui n'existe pas *scientifiquement* (?!) et le professeur Bernheim vient encore de le déclarer au *Congrès des Sociétés savantes* de Nancy, le 11 avril dernier (Voir *Journal officiel*, 14 avril 1901 ! Dans ces conditions, et jusqu'à nouvelle loi — ces lois n'étant d'ailleurs faites, non pour être suivies, mais pour être violées et tournées ; et je suis partisan à outrance de la liberté individuelle — le magnétisme ne peut qu'être assimilé au massage, puisqu'on n'absorbe rien ; d'autre part, le massage, autrement utile ou dangereux —, et son usage est admis, reconnu, les médecins *officiels* préfèrent même recommander les masseurs non médecins qui ne leur portent pas ombrage ! il en est d'ailleurs de même des radiographes, et ce sont donc les pontifes qui favorisent ainsi ce qu'ils appellent la médecine illégale ! — le massage, disons-nous, est libre ; et si un agent, considéré comme dangereux quand il est mal manié, est laissé à la *libre* disposition de tous — voir confié par les maîtres de la médecine contemporaine à de non diplômés — pourquoi opérer différemment pour un agent nié, inexistant — oh ! scientifiquement parlant, s'entend ! — pourquoi le magnétisme, serait-il proscrit, réglementé ? Depuis quand règle-t-on ce qui n'existe pas ?...

Est-ce parce que, grâce aux efforts d'un *homme* dans toute l'acception du mot, le président Magnaud, il est démontré que seul devait, *doit* compter l'*esprit des lois*, sans faire allusion à l'ancêtre, le président de Montesquieu ? Est-ce parce que l'humanité, érigée en dogme, ne doit être qu'un dogme et non la réalité ? Est ce que l'auteur de la loi sur l'exercice de la médecine, le regretté sénateur docteur Chevandier (de la Drôme), n'a pas éliminé, — pour cause de négation scientifique, ou mieux en raison de l'inocuité de pratiques souvent utiles — les magnétiseurs de l'exercice illégal ? Est ce que, près de dix ans après, il faut prendre la *lettre* de cette loi, et non son *esprit*, quand cet *esprit* est demandé, réclamé par tous, pour tous et pour toutes les lois, et qu'il s'impose ?

Et puis, pourquoi cette différence de poids et de mesures en un temps pseudo-démocratique, en une époque où s'épanouit, dit-on, la fleur Liberté! Pourquoi a-t-on couvert jadis de diplômes médicaux très officiels le non-médecin Pasteur, dont l'arche sainte commence à recevoir de rudes pavés (voir le *Transformisme médical* et le journal l'*Evolution médicale*, du docteur Hector Grasset), Pourquoi? Oui, pourquoi? Parce que cela a créé de nombreux fonctionnaires bien rétribués, et que l'on espère bien que le *microbe* fera vivre encore longtemps certains *macrobes*, dussent les autres — macrobes — en périr, peu importe! Le bien résulté des théories pastoriennes n'avait pas besoin de fonctionnaires pour se réaliser, pas plus que les lois n'empêcheront le *magnétisme* de durer... depuis les prêtres d'Isis jusqu'à la fin des siècles, et d'être appliqué avec succès, par des *gens instruits et compétents*, bien que dépourvus de diplômes! Les persécutions, comme toutes les persécutions, ne leur feront qu'une auréole... lucrative et honorable.

La médecine, jadis indépendante, se fonctionnarise, hélas; et l'*arbitre des indépendances* qu'était rationnellement le médecin — autrefois — va devenir un serviteur patenté et sectaire. Je la voudrais libre, elle ne serait, peut-être, ni moins encombrée, ni moins difficile, ni moins *struggle for lif...euse* qu'elle n'est aujourd'hui, mais elle serait certainement plus digne, plus scientifique. Et si l'on veut me permettre une comparaison peu flatteuse en l'espèce, mais qui montrera, au nom de l'humanité, l'intérêt à porter au magnétisme: de même que les animaux sont les frères inférieurs de l'homme et dignes de notre sympathie, que la loi Grammont les protège, de même les magnétiseurs — et je les diminue! — sont les frères inférieurs des médecins, qu'il faut ménager, instruire, éclairer, si l'on veut, mais non supprimer!

XXXVI

M. le *docteur* Moutin, Boulogne, (Seine).

Pourquoi poursuivre les magnétiseurs ??? — Sans vouloir parler des prédécesseurs de Mesmer et sans énumérer les noms des médecins qui le suivirent et pratiquèrent le magnétisme animal, nous voulons citer seulement quelques magnétiseurs éminents qui firent connaître les bienfaits de cette science, afin de démontrer, à nos confrères hypnotiseurs ou non, que des personnes bien douées sont plus aptes, avec l'agent magnétique, à soulager et à guérir certains malades alors même qu'ils ne sauraient ni lire ni écrire, que le plus savant médecin avec tout son arsenal thérapeutique.

La thèse que nous allons soutenir paraîtra bizarre, énorme même, à ceux qui s'attellent au char de la science officielle, aux médecins et, partant, aux *hypnotiseurs scientifiques*.

Le marquis de Puységur n'était pas médecin et, par le mesmérisme, il guérit des centaines de malades.

Le savant Deleuze ignorait la médecine, ce qui ne l'empêcha pas de guérir ou soulager un très grand nombre de malheureux que la médecine officielle laissait dans le marasme et la souffrance.

Deleuze a indiqué des procédés magnétiques si délicats, pour soigner les maux d'autrui, qu'en les lisant seulement, on sent la grandeur d'âme d'un bienfaiteur de l'humanité.

Du Potet et Charles Lafontaine étaient également étrangers à la médecine..... Et, peut-on compter le nombre des guérisons par eux obtenues ?...

Nous connaissons des *empiriques*, comme on dit en langage scientifique, pour qualifier toute personne qui s'écarte des données admises scolastiquement, qui guérissent, journellement, des maladies réputées incurables par les médecins.

Des paysans illettrés obtiennent les plus remarquables succès, sur les gens et sur les animaux; avec de simples manœuvres magnétiques.

Nous ne voulons point parler des rebouteurs qui, eux, empiètent, en réduisant mal ou bien des fractures, des luxations, des entorses, etc., sur les prérogatives des médecins, alors que les magnétiseurs, la plupart du temps, ne soignent que des chroniques, qui n'ont pu retirer le moindre soulagement des traitements médicaux, suivis parfois pendant des années.

Pourquoi aujourd'hui vouloir interdire à ces vrais guérisseurs de faire le bien, alors que depuis cent ans on les laisse tranquilles?

Et nous sommes, dit-on, dans un siècle de Liberté, de Progrès, de Lumière!!... qui s'en douterait?...

On contestera peut-être les guérisons obtenues par le mesmérisme; on niera son utilité et on considérera alors tous ceux qui l'emploient *sans diplôme médical* comme des imposteurs, des dupeurs dignes des maisons de correction? Mais, si des résultats inespérés, si des guérisons qui tiennent du prodige ne se produisaient pas, les *empiriques* n'auraient certes bientôt plus de clients — une tromperie quelconque et habituelle ne durant pas cent ans — et c'est pourtant le contraire qui a lieu......

Dans certains pays, l'art de guérir est libre et, d'après les statistiques, la mortalité n'est pas plus grande là qu'ailleurs.

Nous admettrons volontiers que quelques connaissances anatomiques, physiologiques et pathologiques ne seraient pas de trop, bien au contraire, à ceux, non médecins, qui donnent régulièrement des soins aux malades, qu'ils emploient le magnétisme, l'hypnotisme ou le massage. Mais notre opinion est que tout homme de bonne volonté, qui a le cœur compatissant, peut, avec le magnétisme, alors qu'il serait le plus ignorant, faire du bien à ses semblables.

On a prétendu que le magnétisme humain, entre certaines mains, pouvait faire du mal : Où sont les preuves de cette assertion ?

L'hypnotisme, entre des mains inhabiles, peut il est vrai, provoquer des troubles divers plus, ou moins durables. Nous savons fort bien que certain fascinateur, dans maintes circonstances, a produit des troubles cérébraux de courte durée. Nous savons aussi que des savants médecins ont fait des expériences hypnotiques et qu'ils affirment que l'hypnotisme peut être dangereux.

Nous ne voulons point les contredire, pour ce qui concerne l'hypnotisme, mais nous infirmons entièrement leurs dires lorsqu'il s'agit du magnétisme animal, qu'ils n'ont point voulu étudier et, par conséquent, qu'ils ne connaissent pas.

Nous ne saurions trop répéter que le magnétisme n'est pas l'hypnotisme ; que le dernier n'est que la parodie du premier et qui, dès l'instant que les savants officiels ne veulent pas s'occuper de lui, qu'ils le laissent donc pratiquer par ceux qui le connaissent et qui l'appliquent très judicieusement, comme l'affirment des milliers de cures.

Nous avons certes le plus grand respect pour les savants qui se sont occupés de la question. Ils ont voulu tourner cette question, n'ayant pu se départir d'un certain parti-pris, et si leurs expériences ont été parfois défectueuses, ce qui leur a fait croire que la chose était plutôt nuisible qu'utile ; tout en croyant à leur bonne foi, nous sommes certain de leur erreur et nous la déplorons.

Dans des cas spéciaux, les médecins recommandent le massage, les douches, l'électricité. Pourquoi, dans ces cas spéciaux, n'adresseraient-ils pas certains malades aux magnétiseurs? Et pourquoi ces derniers ne deviendraient-ils pas aussi les collaborateurs des médecins? Et si on poursuit les uns pourquoi patronner les autres?

Les douches mal données, les massages mal pratiqués peuvent parfois faire plus de mal que de bien. Une pratique de plus de vingt années nous autorise à dire que jamais le magnétisme thérapeutique n'a produit des effets défavorables.

Il serait par conséquent nécessaire, urgent même, que les représentants du peuple ordonnassent une enquête sérieuse, dans l'intérêt de tous, en ne s'adressant pas seulement aux savants officiels, incompétents en la matière, et qu'ils prissent enfin des dispositions, soit pour réglementer la pratique du magnétisme thérapeutique, soit pour la laisser libre.

XXXVII

M. le docteur Foveau de Courmelles, déjà nommé:

Dans le cas du diplôme médical, où commencent les ordres que peuvent donner aux médecins le gouvernement et celui-ci a-t-il même le droit d'en donner? Le diplôme est-il toujours indispensable et en présence de tendances nouvelles, vaudrait-il mieux ne pas avoir de diplôme pour soulager son prochain?

Où commence encore l'aide salutaire donnée au malade, sans empiètement sur l'art médical, tel qu'il a été compris jusqu'ici? Où finissent ces secours prodigués en cas d'accident? qui peut soutenir le patient; qui peut essayer, par compression, tamponnement, d'arrêter une hémorrhagie? Où finit le massage, cet exercice musculaire d'une autres personne sur un patient déterminé et qui, quoique n'étant pas inoffensif, est cependant permis à tous? Où commence le magnétisme, action sans sommeil, d'un tiers sur les malades?... Graves questions intéressant le grand public qui recourt souvent et de préférence au médecin, à des empiriques plus ou moins quelconques. Alors que l'honnête praticien a souvent, malgré de bonnes et consciencieuses études, bien du mal à soigner et guérir, il n'est pas d'individu qui ne se croit apte à donner des conseils médicaux. Ce fut là une plaie de toutes les époques. Aujourd'hui, avec les enseignements aux gardes-malades, infirmiers secouristes de la voie publique ou des temps de guerre..., on a multiplié les demi-savants de l'art médical et les illégaux de la médecine. Est-ce un bien ou un mal? Les médecins, causes primordiales de cette multiplication de concurrents, ne s'y trompent pas, mais ils vont trop loin aujourd'hui en voulant faire machine en arrière, surtout en la question du *Magnétisme humain*.

Jusqu'ici, la médecine officielle, non celle qui inspire mal actuellement nos ministres — l'Institut Pasteur seul compétent (?) aujourd'hui, lui qui fait de la médecine en chambre, en cornues — mais l'Académie, a nié le *Magnétisme*, n'admettant que l'*hypnotisme* (voir mon livre l'*Hypnotisme*. Paris, 1890. Londres et New-York, 1891). Donc, elle ne peut logiquement, légitimement faire, comme elle le fait actuellement, comme elle l'avait mis à l'ordre du jour de son Congrès de déontologie de 1900, poursuivre ce qui n'existe pas, pour elle, *scientifiquement (?!)*. Dans ces condition et jusqu'à nouvelle loi — les lois n'étant d'ailleurs faites, non pour être suivies, mais pour être violées et tournées, et je suis partisan à outrance de la liberté individuelle, celle que nos députés s'obstinent continuellement à violer, pour avoir l'air de travailler — le Magnétisme ne peut qu'être assimilé au massage, puisque on n'absorbe rien ; d'autre part, le massage, autrement utile ou dangereux — et son usage est admis, reconnu, les médecins *officiels* préfèrent même recommander en clientèle les masseurs non médecins qui ne leur portent pas ombrage ; il en est, d'ailleurs, de même des radiographes et se sont donc les pontifes qui favorisent ainsi ce qu'ils appellent la médecine illégale ! — le massage, disons-nous, est libre, et si un agent, considéré comme dangereux, quand il est mal manié, est laissé à la *libre* disposition de tous pourquoi opérer différemment pour un agent nié, inexistant — oh, scientifiquement parlant, s'entend ! — comme le Magnétisme, qui serait proscrit, réglementé? Depuis quand règle-t-on ce qui n'existe pas !

Est-ce parce que, grâce aux efforts d'un *homme* — dans toute l'acception du mot — le président Magnaud, il a été montré que seul devait compter l'*esprit des lois*, sans faire allusion à l'ancêtre, le président de Montesquieu? Est-ce parce que l'humanité érigée en dogme... ne doit être qu'un dogme et non la réalité ! Est-ce que l'auteur de la loi sur l'exercice de la médecine, le regretté sénateur docteur Chevandier (de la Drôme), n'a pas éliminé — pour cause de négation scientifique, ou mieux, en raison de l'inocuité de pratiques souvent utiles — les magnétiseurs de l'exercice illégal ! Est-ce que près de dix ans après, il faut prendre la *lettre* de la loi et non son *esprit*, quand cet *esprit* est demandé, réclamé par tous, pour tous et pour toutes les lois, et qu'il s'impose !

Pourquoi cette différence de poids et de mesures en un temps pseudo-démocratique, en une époque où s'épanouit, dit-on, la fleur LIBERTÉ ! Pourquoi a-t-on couvert, jadis, de diplômes médicaux très officiels, le non médecin Pasteur, dont l'arche sainte commence à recevoir de rudes pavés, ainsi qu'en maints articles, nous avons donné les preuves, et la manifestation ministérielle n'est-elle pas d'ailleurs une preuve aussi que les affaires ne vont pas très bien rue Dutot ! Pourquoi tant de privilèges, plus de cent ans après 1789, oui, pourquoi ? Parce que cela a créé de nombreux fonctionnaires bien rétribués et qu'on espère bien que le *microbe* fera vivre encore certains *macrobes*, dussent les autres—macrobes— en périr, peu importe. Et les fonctionnaires de se multiplier, même parmi la gent médicale. La circulaire récente du ministre de l'intérieur de prescrire aux médecins des épidémies, d'user de leur influence pour faire injecter, dès l'apparition de l'angine, le sérum de Roux, quelque soit son ancienneté ; demain les médecins indépendants devront obéir aux Pasteuriens, et ainsi la liberté, l'indépendance, la dignité du médecin, bon contribuable, d'être sapées peu à peu. Les théories pasteuriennes n'avaient nul besoin de fonctionnaires pour se réaliser : elles n'ont pas à être prescrites, mais à s'imposer par leur évidence (1) !

---

(1) Les médecins protestent contre l'immixtion gouvernementale dans leurs consciences, cette considération qu'on leur veut imposer d'admettre des théories comme *absolues* avant que le temps les ait jugées (Soc. méd. des praticiens, 22 juin 1901). M. Waldeck-Rousseau est généralement plus libéral ; ainsi, au point de vue de récents accidents d'automobiles, ne disait-il pas à la Chambre des députés (Séance du 28 juin 1901) :

« Si l'on juge ces mesures insuffisantes, on va être conduit à les rendre plus rigoureuses pour la circulation et à interdire sur les routes tout trafic, toute espèce de transports pendant un temps déterminé. (Interruptions sur divers bancs.)

» *Ce n'est donc pas dans l'exagération de précautions qui dégénéreraient fatalement en vexations injustes pour les populations qu'on peut chercher un remède.* » (Très bien ! très bien !)

Les lois n'empêcheront pas les non adeptes de Pasteur et ils sont nombreux et croissent aujourd'hui que le premier engouement est passé, de protester et de ne pas obéir, pas plus que le *Magnétisme* de durer... depuis les prêtres d'Isis jusqu'à la fin des siècles, et d'être appliqué avec succès par des *gens instruits et compétents*, bien que dépourvus de diplômes. Les persécutions, comme toutes les persécutions, ne leur feront qu'une auréole... lucrative et honorable. Pour la récente ordonnance ministérielle, le public y verra, avec raison, une vexation de plus et se dira que doivent être peu convaincus de l'efficacité pasteurienne les gens libres instruits, qu'il faut contraindre, que par suite il y a doute et danger....

La médecine, jadis indépendante, se fonctionnarise, hélas, et *l'arbitre des indépendances*, qu'était rationnellement le médecin — autrefois — va devenir un serviteur patenté et sectaire. Il proteste heureusement et un grand mouvement se dessine pour l'indépendance et la non fonctionnarisation de la profession.

Si la médecine était libre sans le diplôme dont on diminue journellement la valeur, elle ne serait peut être, ni moins encombrée, ni moins difficile, ni moins *struggle for life... use*, qu'elle est aujourd'hui ; si la lutte même a cette acuité, c'est qu'à l'heure présente, les humbles sont pillés, plagiés, dépouillés de leurs travaux, menacés dans leur liberté, dans leur conscience. La médecine libre serait certainement plus digne, plus scientifique, et n'aurait d'ordre à recevoir de personne, surtout de gens incompétents. En échange d'un vain diplôme et d'énormes contributions, l'Etat ne protège nullement les médecins, il les laisse exploiter par les sociétés de secours mutuels, les compagnies d'assurances, il a repoussé le récent amendement Albert Poulain, et il ne condamne qu'à des amendes ridicules les illégaux de la médecine, ceux qui blessent ou estropient, et ils s'acharnent après d'inoffensifs magnétiseurs ! Si, à leur propos, on me veut permettre une comparaison, peu flatteuse en l'espèce, mais qui montre, au nom de l'humanité, l'intérêt à porter aux magnétiseurs, moins dangereux que les masseurs et les radiographes quelconques appelés dans les hôpitaux, se trouvant ainsi chez eux, grâce à nos maîtres qui ainsi nous dépouillent : de même que les animaux sont les frères inférieurs de l'homme et dignes de notre sympathie, que la loi Grammont les protège.. ; de même, les magnétiseurs—et je les diminue ! —sont des frères inférieurs des médecins, qu'il faut ménager, éclairer si l'on veut, mais non supprimer. Ce sont d'ailleurs, on l'oublie trop, les ancêtres des hypnotiseurs actuels, comme Priesnitz le fut des hydrothérapeutes ; mais aujourd'hui, il ont abandonné le sommeil provoqué pour d'inoffensives passes, à action nulle du reste, selon les Académies ! Et si l'on veut supprimer les magnétiseurs, qu'on soit logique, qu'on interdise aussi les masseurs, les électriciens non médecins... enfin tous ceux touchant à la médecine, sans avoir de diplôme !

Toutes ces questions de diplôme dérivent d'idées de mandarinat, d'officialisme, d'administration, de haine de l'initiative... toutes choses des peuples très civilisés qui vont à la ruine, la Chine en est un exemple. Ici, ce n'est pas les officiels — il en est de respectés ou d'aimés qui ont trouvé grâce même dans les *Morticoles* — mais l'officialisme qui est en cause ; au nom de toute les libertés, le malade doit se soigner comme il veut; ou le médecin diplômé, agir selon sa conscience, sinon qu'on supprime les illusoires diplômes !

D'ailleurs, l'hypnotisme lui-même, qui progresse par toutes les bonnes volontés, ne prouve-t-il pas l'inanité mitigée du diplôme médical; l'hypnotisme officiel ne compte-il pas des avocats, des juges, des législateurs... non médecins, et qui se livrent — comme les magnétiseurs, les masseurs, les radiographes — sous prétexte d'études juridiques ou autres, à diverses pratiques sur les malades ou à celles du sommeil provoqué. Le clergé n'est pas non plus indifférent ; en ce dernier, l'abbé de Meissas, savant remarquable, s'en est occupé au point de vue théologique au *Congrès magnétique* de 1889. Les sociétés d'études du passé, la *Société théosophique*, s'occupent des relations entre les faits antiques et ceux du présent, entre les phénomènes produits au Thibet, dans l'Inde..., et les thaumaturges historiques ; et les conférences actuelles du Dr Pascal sont très suivies à l'Hôtel des sociétés savantes.

L'armée a parfois tellement expérimenté l'hypnotisme qu'un ministre y a défendu ces pratiques (*L'Hypnotisme*, Foveau de Courmelles, 1890); le colonel de Rochas s'est fait une grande réputation avec le merveilleux. *L'Institut psychologique international* comprend des mathématiciens, des physiciens..., peu de *médecins*.

On en a volontairement éliminé du bureau les plus sceptiques, mais on en accepterait les cotisations comme simples membres ! Mais tous ces gens-là ou à peu près, vont expérimenter, physiologiquement, sans diplôme médical pour la plupart ! De quel droit supérieur à ceux des magnétiseurs traqués et poursuivis ! Que fait-on de la liberté en tout ceci ? On ne l'accorde qu'aux grands, pas aux petits ! Et cependant tout le monde doit pouvoir étudier la science, le merveilleux d'aujourd'hui, le naturel de demain ! (*L'Année électrique*, 1900, Foveau de Courmelles) ne constitue-t-elle pas encore un merveilleux, pour les ignorants? Est-ce qu'on pense à la monopoliser...

Et les petits qui sont légion, qui, en France ont

une arme, le suffrage universel, qu'en font-ils ? Ils protestent — les magnétiseurs du moins — mais leurs élus n'en ont cure !

Le respect de la liberté individuelle, est limité par l'intérêt d'autrui, de la collectivité, proclame-t-on sans cesse aujourd'hui, mais cet intérêt, éclatant pour certains esprits ne l'est pas pour tous ; ainsi la déclaration de la tuberculose que réclament à la Chambre belge MM. Delbastée et Terwagne ne me semblera utile que le jour où l'on aura un moyen sûr de la guérir, sinon cette déclaration est platonique pour le médecin, dangereuse pour le malade !... Il ne faut pas arriver à la monopolisation de la médecine par l'Etat, les instituts Pasteur... et il faut respecter l'individu et sa liberté, que cela serve ou non la science !

L'intérêt général ou privé, doit primer tout, et les monopoles, les mandarinats, quels qu'ils soient, — surtout s'ils prescrivent la saignée, la variolisation, la sérothérapie Pasteur (1), et l'on sait ce que valent les théories médicales ! — sont bien dangereux pour les progrès de l'humanité, pour sa liberté, son budget et sa santé !

XXXVIII

Le docteur Turigny, soussigné, a toujours été et est encore, à l'âge de 79 ans, le partisan absolu de la liberté de l'exercice de la médecine, laissant à chaque praticien, diplômé ou non, la responsabilité de ses actes.

Chantenay (Nièvre), 1er juin 1901.

Docteur Turigny, *député de la Nièvre.*

(1) La ville de Lille a son corps médical menacé, ruiné, au détriment même des malades, depuis l'accaparement de tous les services médicaux et hygiéniques par l'Institut Pasteur de Lille. (Voir l'*Evolution médicale* du 15 juin 1901.)

TABLE ALPHABÉTIQUE
des noms d'auteurs.

OUVRAGES DE PROPAGANDE

à 20 centimes

ANTONIO DE NOCERA. — *Anarchie et Spiritualisme.*

DE BEZOBRAZOW (Mme). — *La Femme dans l'Education.* Féminisme spiritualiste.

DANIAUD. — I. *L'Art medical.* — II. *Note sur l'Enseignement et la Pratique de la médecine en Chine*, par un LETTRE CHINOIS. — III. *Extrait de la Correspondance* Congrès du libre exercice de la médecine). — IV. *Articles de journaux* (même sujet).

H. DURVILLE. — *Rapport au Congrès* sur les Travaux de la *Ligue* et l'organisation du *Congrès*. Appréciation de la presse, arguments en faveur du libre exercice de la médecine

— *Compte-rendu des Travaux du Congrès* (libre exercice de la médecine). Discours, discussions, réponse aux questions du programme, vœux et résolutions.

— *Application de l'Aimant au traitement des maladies*, 6e édition, avec Portraits, Figures et Vignettes.

— *Idem.* Traduction espagnole, avec fig., par **Ed E. Garcia.**

— *Idem.* Traduction allemande, avec fig., par **von Pannitz.**

— *Idem.* Traduction italienne, avec fig., par **Pons.**

— *Le Massage et le Magnétisme menacés par les médecins.* Le procès Mouroux à Angers.

FABIUS DE CHAMPVILLE. — I. *La Liberté de tuer; la Liberté de guérir.* — II. *Le Magnétisme et l'Alcoolisme.*

— *La Transmission de Pensée.*

— *La Science psychique*, d'apr. l'œuvre de **M. Simonin**, 1 fig.

HAWEIS. — *Les Tendances du Spiritualisme moderne.*

JOUNET. — *Principes généraux de Science psychique.*

— *La Doctrine catholique et le Corps psychique.*

PAPUS. — *L'Occultisme.*

— *Le Spiritisme.*

ROUXEL. — *La Liberté de la médecine.* 2 broch. — I. La Pratique médicale chez les anciens. — II. id., chez les modern.

— *Théorie et Pratique du Spiritisme.* — Consolation à Sophie. L'âme humaine. Démonstration rationnelle et expérimentale de son existence, de son immortalité et de la réalité des communications entre les vivants et les morts.

à 30 centimes

CHESNAIS. — *Le Trésor du Foyer.* Poisons et Contrepoisons, Recettes, Conseils, etc...

H. DURVILLE. — *Arguments des Médecins* en faveur de la pratique du Massage et du Magnétisme par les Masseurs et les Magnétiseurs. 4 brochures.

— *Arguments des Savants*, Hommes de lettres, Hommes politiques, artistes et Notabilités diverses en faveur de la pratique du Massage et du Magnétisme par les Masseurs et les Magnétiseurs. 4 brochures.

— *Le Massage et le Magnétisme* sous l'empire de la loi du 30 novembre 1892 sur l'exercice de la médecine.

— *Le Magnétisme considéré comme Agent lumineux*, avec 13 figures.

— *Le Magnétisme des Animaux.* Zoothérapie, Polarité.

— *Lois physiques du Magnetisme, Polarité humaine.* Traduction espagnole, par **Ed. E. Garcia.**

— *Procédés magnétiques de l'auteur.* Traduction espagnole, par **Ed E. Garcia.**

— *Idem*, Traduction italienne, par **E. Ungher.**

LUCIE GRANGE. — *Manuel du Spiritisme.*

DEBOISSOUZE. — *Guérison immédiate de la Peste,* de toutes les Maladies infectieuses et autres Maladies aiguës et chroniques.

La Graphologie pour Tous.—Exposé des principaux signes permettant très facilement de connaître les qualités ou les défauts des autres par l'examen de leur écriture, etc., avec fig

L. GUENEAU.—*La Terre.* Evolution de la Vie à sa surface, son passé, son présent, etc., par Em. VAUCHEZ (compte-rend.

LEBEL. — *Essai d'Initiation à la Vie spirituelle.*

Manuel-Guide du Collectionneur de Timbres-poste.

MOUROUX. — *Le Magnétisme et la Justice française devant les Droits de l'Homme.* Mon Procès.

PELIN. — *La médecine qui tue ! Le Magnétisme qui guérit.* Le Rêve et les Faits magnétiques expliqués. *Homo Duplex*

La Psychologie expérimentale. Manifeste adressé au Congrès Spiritualiste de Londres, par le *Syndicat de la Presse Spiritualiste de France.*

Dr TRIPIER. — *Médecine et Médecins.* Un coin de la Crise ouvrière au XIXe siècle.

P. TUREAU.—*Les Secrets du Braconnage dévoilés et expliqués.*

à 60 centimes

J. M. BERCO.—*Analogies et Différences entre le Magnétisme et l'Hypnotisme,* avec 8 portraits.

M. DECRESPE. — *Recherches sur les Conditions d'expérimentation personnelle en Physio-psychologie.*

H. DURVILLE—*L'Enseignement du Magnétisme,* à l' « *Ecole pratique de Magnétisme et de Massage* ». Règlements statutaires. Programme et Renseignements divers.

L. GUENEAU.—*Respect à la Loi.* L'Expulsion des Jésuites

REVEL. — *Lettre au Dr J. Dupré sur la Vie future,* au point de vue biologique. Complément du sommaire *des éditions de 1887-90-92.* Rêves et Apparitions.

à 1 franc.

H. DURVILLE. — *Théorie et Procédés du Magnétisme,* avec 8 Portraits et 30 Figures dans le texte.

Dr FOVEAU DE COURMELLES.— *Le Magnétisme devant la Loi.* Mémoire lu au Congrès de 1889, avec un Post-scriptum ajouté en 1897.

PORTRAITS

En photogravure à 30 centimes

AGRIPPA, AKSAKOF, ALLAN KARDEC, APOLONIUS DE THYANE, BERTRAND, BRAID, BUÉ, CAGLIOSTRO, CAHAGNET, CHARCOT CHARPIGNON, W. CROOKES, G. DELANNE, DELEUZE, LÉON DENIS, DURAND (DE GROS), DURVILLE, G. FABIUS DE CHAMPVILLE, GREATRAKES, VAN HELMONT, KIRCKER, *l'abbé* JULIO, LAFONTAINE, LAVATER, LIÉBEAULT, LUYS, MESMER, MOUROUX, PAPUS, PARACELSE, PETETIN, DU POTET, le marquis de PUYSEGUR, RICARD, A. DE ROCHAS, ROGER BACON, SWEDENBORG, TESTE.

Photographies et Phototypies à 1 franc

ALLAN KARDEC, CAHAGNET, J.-M. COLAVIDA, DELEUZE, H. DURVILLE, C. FLAMMARION, LUCIE GRANGE, VAN HELMONT, LE ZOUAVE JACOB, LAFONTAINE, DE PUYSÉGUR, RICARD, ROSTAN, SALVERTE, *Le Tombeau* D'ALLAN KARDEC.

Nota. — Les Ouvrages de propagande, Portraits et Photographies sont vendus avec les réductions suivantes :

Par 500 exemplaires, assortis ou non,			50 0/0 de remise.
100	—	—	— 40 0/0 —
50	—	—	— 33 0/0 —
25	—	—	— 25 0/0 —

A titre de *Prime de Remboursement*, les Ouvrages de propagande, Portraits, Photographies, ainsi que les aimants vitalisés du professeur H. Durville, sont donnés aux abonnés du *Journal du Magnétisme*, jusqu'à concurrence du montant de l'abonnement ; c'est-à-dire 10 francs.

Cette prime est remise au bureau du Journal ou elle est expédiée franco à ceux qui, en s'abonnant ou en se réabonnant, ajoutent 1 fr. 50 au prix de l'abonnement annuel, soit 11 fr. 50.

BIBLIOTHÈQUE DU MAGNÉTISME

Les ouvrages anciens ne se trouvent que dans les grandes bibliothèques, et les nouveaux sont trop nombreux pour que tous ceux qui s'intéressent au progrès magnético-spiritualiste puissent se les procurer. Sauf quelques rares exceptions, les bibliothèques publiques ne consentent pas le prêt à domicile ; elles ne contiennent guère que de l'histoire et de la littérature ; elles n'ont pas d'ouvrages anciens, et les nouveaux ne sont classés et mis à la disposition du public que longtemps après leur publication.

C'est pour combler cette lacune que M. Durville eut l'idée, qui reçut un commencement d'exécution en 1880, de fonder, sous le nom de *Bibliothèque du Magnétisme*, à l'instar de la *Circulating Library* de Londres pour la littérature, une bibliothèque circulante concernant exclusivement les ouvrages de Magnétisme, d'Hypnotisme, de Spiritisme, d'Occultisme et autres Sciences qui s'y rattachent.

La *Bibliothèque du Magnétisme*, qui devient de plus en plus considérable, se compose aujourd'hui : 1° de plus de 6.000 volumes sur le Magnétisme et sur toutes les branches du savoir humain qui s'y rattachent ; 2° de la collection complète de presque tous les journaux du monde qui ont paru sur ces questions ; 3° de plus de 600,000 gravures, portraits, autographes, médailles, articles de journaux, notes sur les hommes et les choses ou objets divers classés méthodiquement, et constituant un véritable *Musée du Magnétisme*.

Pour favoriser l'étude du Magnétisme, tous les documents de cette volumineuse collection sont communiqués sur place aux intéressés, et tous les volumes sont confiés au public aux conditions suivantes :

Abonnement d'un an		25 fr. »
—	*six mois*	13 »
—	*trois mois*	7 »
—	*un mois*	2 50
—	*par jour*	» 10

Pour les Professeurs et les Elèves de l'*Ecole pratique de Magnétisme et de Massage*, l'abonnement annuel est réduit à 10 francs.

Tous les volumes sont remis contre nantissement ou expédiés en gare, dans toute l'Europe, aux frais du destinataire. — La *Bibliothèque du Magnétisme* est ouverte le jeudi et le dimanche, de 9 heures à midi ; les autres jours, de 1 heure à 4 heures. (Il n'y a pas de catalogue imprimé.

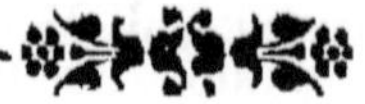

ENSEIGNEMENT SUPÉRIEUR LIBRE

ÉCOLE PRATIQUE DE MAGNÉTISME ET DE MASSAGE

(Faculté libre des Sciences magnétiques)

Fondée en 1893. — Autorisation en date du 26 Mars 1895.

M. H. Durville, *Directeur*

MM. les docteurs Encausse et Moutin, *Directeurs-Adjoints*

23, rue Saint-Merri, Paris, 4e

L'*Ecole* a pour but de former des *Masseurs-praticiens* expérimentés et de mettre le Magnétisme thérapeutique à la portée des gens du monde.

L'Enseignement comprend l'Anatomie descriptive, la Physiologie, l'Histoire du Magnétisme et du Massage, la Physique magnétique, les Théories et Procédés du Magnétisme et du Massage, la Pathologie, la Thérapeutique et les différentes formes du Massage pratique, d'abord le Massage hygiénique, puis le Massage suédois, le Massage médical français, le Massage orthopédique, et enfin, le Massage magnétique.

Cet enseignement, qui est fait dans des cours théoriques, pratiques et cliniques, comprend deux degrés, et peut se faire complètement en deux années. S'ils ont les connaissances suffisantes, les élèves de première année reçoivent le *Diplôme de Magnétiseur-praticien;* ceux de seconde année, le *Diplôme de Masseur-praticien.* Avec le premier, l'élève est suffisamment instruit pour pratiquer avec succès le Magnétisme et le Massage hygiénique; avec le second, il possède toutes les aptitudes pour servir d'auxiliaire au médecin dans la pratique du Massage médical.

Les *Cours théoriques et pratiques* ont lieu le lundi, le mercredi, le vendredi et le samedi, à 8 heures 1/2 du soir, du 10 octobre au 30 juin; les *Cours cliniques,* le jeudi et le dimanche, à 9 heures du matin, pendant toute l'année.

Le magnétisme humain est une force inhérente à l'organisme et toute personne dont la santé est équilibrée peut guérir ou soulager son semblable. Dans la plupart des cas, sans connaissances médicales bien étendues, l'homme peut être le médecin de sa femme; celle-ci, le médecin de son mari et de ses enfants.

Dans les maladies graves où la vie est en danger, quelques magnétisations faites dans les règles de l'art suffisent presque toujours pour faire cesser les symptômes alarmants. Un parent, un ami, un domestique animé du désir de faire le bien, peut souvent acquérir en quelques jours les connaissances suffisantes pour guérir la maladie la plus rebelle, si les organes essentiels à la vie ne sont pas trop profondément altérés.

L'Enseignement de l'*École* est destiné à obtenir ce résultat chez les gens du monde, autant qu'à former des Magnétiseurs et des Masseurs professionnels.

En dehors de l'enseignement donné à l'*Ecole*, le Directeur et les Professeurs se mettent à la disposition de ceux qui ne peuvent pas se déplacer, soit à Paris, en province et même à l'étranger, pour organiser le traitement au lit du malade et mettre un parent, un ami, en état de continuer le traitement.

Sauf pendant l'été, le Directeur reçoit le jeudi et le dimanche, de 10 heures à midi; les autres jours, de 1 heure à 4 heures.

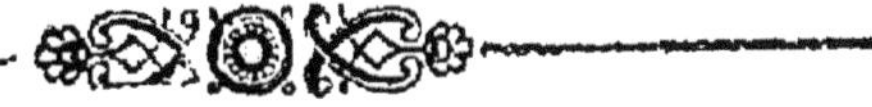

CONSEILS PRATIQUES
A la portée de tout le monde
POUR LE TRAITEMENT DE TOUTES LES MALADIES

Les Conseils pratiques sont le résumé des *Cours de Pathologie et Thérapeutique* professés à l'*École pratique de Magnétisme et de Massage*, par H. DURVILLE. Rédigés dans un style simple et concis qui les met à la portée de toutes les intelligences, avec les exemples de guérisons montrant la simplicité et la valeur de la méthode, ces *Conseils* permettent au père et à la mère de famille, ainsi qu'à l'amateur, d'appliquer le Magnétisme et le Massage magnétique avec succès, au soulagement et à la guérison des diverses maladies dont leurs enfants, leurs parents, leurs amis peuvent être affectés. (Pour bien comprendre le mode d'application, ceux qui ne connaissent pas le Magnétisme devront lire les *Théorie et Procédés magnétiques* de l'Auteur, ouvrage de propagande illustré de 8 Portraits et 39 Figures. Prix : 1 franc.)

Les Conseils pratiques publiés s'appliquent aux cas suivants :

Abcès, Accouchement et ses suites, Acné, Age critique, Albuminurie, Amaurose, Aménorrhée, Amygdalite, Anasarque, Angines, Angine de poitrine, Anémie, Anémie cérébrale, Anthrax, Apoplexie cérébrale, Arthrite, Arthrite fongueuse, Ascite, Asthme, Ataxie locomotrice, Avortement spontané, Battements de cœur, Blépharite, Bronchite, Bronchorrée, Broncho-pneumonie, Brûlures. — Catalepsie, Catarrhe pulmonaire, vésical, Cauchemar, Céphalalgie, Chlorose, Choroïdite, Chute des Cheveux, Clous, Congestion cérébrale, Conjonctivite, Contusions, Constipation, Convulsions chez les enfants, Coqueluche, Coupures, Coxalgie, Crampes, Crampes d'estomac, Crampe des écrivains et des pianistes, Crises de nerfs, Croup, Cystite. — Danse de Saint-Guy, Dartres, Défaillance, Délire, Délirium tremens, Diabète, Diarrhée, Dilatation d'estomac, Double conscience, Dysenterie, Dysménorrhée, Dyspepsie. — Eclampsie, Eczéma, Emphysème, Encéphalite aiguë, Encéphalite chronique, Engelures, Enrouement, Entérite, Entorse, Erysipèle, Epilepsie, Esquinancie, Essoufflement, Etat nerveux, Etourdissements. — Fausse-couche, Favus, Fibromes, Fièvres éruptives, Fièvres cérébrale, muqueuse, typhoïde, puerpérale, Fleurs blanche, Fluxion de poitrine, Folie, Furoncles. — Gastralgie, Gastrite, Gastro-entérite, Glaucome, Goître, Goutte, Goutte sereine, Grippe, Grossesse — Hallucinations, Hémiplégie, Hémorrhoïdes, Herpès, Hydarthrose, Hydrocèle, Hydrocéphalie, Hydropisie, Hydrothorax, Hypocondrie, Hystérie. — Incontinence d'urine, Influenza, Ictère, Idiotie, Imbécilité, Impulsions, Insomnie, Iritis. — Jaunisse. — Kératite. — Lait répandu, Laryngite, Léthargie, Leucorrhée, Lumbago. — Mal de tête, de gorge, de dents, Maladie de Bright, Manies hystériques, Mélancolie, Méningite, Ménopause, Monorragie, Métrite, Métrorragie, Meurtrissures, Migraines, Myélite. — Néphrite, Nervosisme, Neurasthénie, Névralgie simple, Névralgie faciale, Névrose. — Obésité, Obsession, Odontalgie, Œdème, Ophtalmie, Oppression, Otalgie, Otite, Otorrhée, Ovarite. — Pâles couleurs, Palpitations de cœur, Panaris, Paralysie simple, Paralysie faciale, Paraplégie, Pélade, Pemphigus, Péritonite, Pharyngite, Phlébite, Phtisie pulmonaire, Phtisie laryngée, Plaies, Pleurésie, Pleuro-pneumonie, Pleurodynie, Pneumonie, Prostatite, Prurigo, Psoriasis. — Rachitisme, Rétinite, Retour d'âge, Rhumatisme, Rhume, Roséole, Rougeole, Rubéole. — Sarcomes, Scarlatine, Sciatique, Scoliose, Somnambulisme spontané, Spasmes, Suppressions de règles, Surdité, Surdi-mutité, Syncope. — Teigne, Tic douloureux, Torticolis, Tremblement, Tumeurs, Tumeurs blanches. — Ulcères, Ulcère variqueux, Uréthrite, Urticaire. — Vaginite, Varices, Varicèle, Varicocèle, Variole, Vertige, Vomissements, Vomissements incoercibles de la grossesse. — Zona.

Un *Conseil pratique*, dans un N° du *Journal du Magnétisme* ... **50** cent.
10 *Conseils pratiques*, id. ... **3** fr.
25 — id. ... **6** fr.
50 — id. ... **10** fr.

La collection complète est insérée dans 6 volumes du *Journal du Magnétisme*. Prix des 6 volumes .... **15** fr.

TRAITEMENT DES MALADIES

à la portée de tous les malades, par les aimants vitalisés du professeur H. DURVILLE

Les aimants vitalisés guérissent ou soulagent toutes les maladies. L'immense avantage qu'ils possèdent sur tous les autres modes de traitement, c'est que l'on peut, selon la nature de la maladie, augmenter ou diminuer l'activité organique et rétablir ainsi l'équilibre des forces qui constitue la santé. Les douleurs vives cessent au bout de quelques instants, les accès deviennent moins fréquents et la guérison se fait sans modifier son régime et ses habitudes.

Leur emploi se généralise dans le traitement des diverses maladies et plus particulièrement dans les cas nerveux, où les médicaments font souvent du mal, même en guérissant. Ces aimants comprennent plusieurs catégories :

Lames magnétiques

Au nombre de 4, elles s'emploient dans les cas suivants :

Le n° 1 : Contre la crampe des écrivains et des pianistes, les affections des bras, du bas des jambes, des pieds et l'organe génital chez l'homme.

Le n° 2 : Contre les affections des jambes, de la gorge et du larynx.

Le n° 3 : Contre les bourdonnements, la surdité, la migraine, les maux de dents, les névralgies, l'insomnie, les maux de tête et toutes les affections du cerveau, y compris les affections mentales. — Contre la sciatique.

Le n° 4 : Contre les affections des reins, des poumons, du foie, du cœur, de la rate, de l'estomac, de l'intestin, de la vessie, de la matrice et des ovaires. — Contre les maladies de la moelle épinière.

Ces lames, qui ne diffèrent que par la courbure et la longueur, ne répondent pas à tous les besoins; on fait des lames dites *spéciales* ne portant pas de numéro, qui servent dans certains cas. — *Prix de chaque lame*........... 5 fr.

Plastrons magnétiques

Dans beaucoup de maladies anciennes et rebelles, une seule lame n'est pas toujours suffisante pour vaincre le mal. Pour obtenir une plus grande somme d'action, plusieurs lames sont réunies pour former des *plastrons*.

Les plastrons valent **10, 15** *ou* **20** *fr., selon qu'ils ont* **2, 3** *ou* **4** *lames.*

Barreau magnétique

Avec accessoires pour magnétiser les *boissons* et aliments.

Prix de chaque appareil.................................. 10 fr.

Bracelet magnétique

Bijou très élégant. — S'emploie contre tous malaises : maux de tête ou d'estomac, palpitations et battements de cœur, névralgie et migraine légères, douleurs dans les bras, crampe des écrivains et des pianistes, etc., etc. On le fait de quatre grandeurs : sans numéro pour les enfants ; avec les numéros 1, 2, 3, pour les grandes personnes. Pour celles-ci, indiquer la grosseur du poignet par l'un des mots *petit, moyen, gros.*

Prix du bracelet, quelle que soit la grandeur.............. 10 fr.

Sensitivomètre

S'emploie surtout pour se rendre compte si les personnes sont susceptibles d'être endormies par le magnétisme ou par l'hypnotisme et pour mesurer leur degré de sensitivité. — *Prix de chaque sensitivomètre*........ 10 fr.

Porte-Plume magnétique

contre la crampe des écrivains. *Prix du porte-plume*............. 5 fr.

Les aimants du professeur Durville sont soumis à l'aimantation ordinaire et à une opération spéciale : la **vitalisation**, qui augmente considérablement leur puissance curative. Quoiqu'ils perdent peu de leur aimantation, la *force vitale* disparait plus ou moins au bout de 2 à 4 mois, selon l'usage qu'on en fait. Il faut alors les renvoyer à M. Durville, qui en renvoie des neufs, moyennant la moitié du prix qu'ils ont coûté.

Les malades peuvent choisir eux-mêmes les appareils qui leur sont nécessaires; toutefois, dans les cas compliqués, il est préférable d'exposer à M. Durville, la nature, la cause, les symptomes de la maladie, l'époque depuis laquelle on souffre, etc. En précisant le mode d'emploi, il indique les appareils que l'on doit employer avec le plus de chance de succès.

Toute demande doit être accompagnée d'un mandat à l'ordre de M. Durville, 23, rue St Merri, Paris. Pour la France et l'Algérie, les envois sont faits franco en gare; pour l'Étranger, ajouter le montant du colis-postal à celui de la commande. Pour les pays où les envois d'argent sont coûteux, on accepte le paiement en timbres-poste (des plus petites valeurs), moyennant une augmentation de 15 0/0.

LE JOURNAL DU MAGNÉTISME

du Massage et de la Psychologie, fondé en 1845 par le Baron Du Potet, parait tous les mois en un fascicule de 32 pages sous couverture.

Il publie les principaux travaux de la *Société magnétique de France* dont il est l'organe, ainsi que le *Compte rendu* de ses séances; le programme des Cours de l'*Ecole pratique de Magnétisme et de Massage;* des *Travaux originaux* sur le Massage, le Magnétisme, le Spiritisme, l'Occultisme; des *Cures magnétiques;* des *Conseils pratiques* permettant à ceux dont la santé est équilibrée d'appliquer le Magnétisme et le Massage magnétique au traitement des maladies; des notes sur l'*Hygiène* et la *Médecine usuelle;* une *Revue des Livres nouveaux;* des *Actualités*, des *Informations;* le *Portrait*, avec notes biographiques des célébrités magnétiques, etc. Une *Tribune pour tous* et une *Insertion* d'une ligne sur la couverture met directement les lecteurs en relation les uns avec les autres.

Ayant toujours été dirigé par les Maîtres de la Science magnétique, le *Journal du Magnétisme* forme aujourd'hui une collection de 29 volumes qui est le répertoire le plus complet des connaissances magnétiques. Les 20 premiers volumes (de 600 à 800 pages, petit in-8) furent publiés par le Baron Du Potet, de 1845 à 1861; les volumes suivants (de 300 à 450 pages, grand in-8°, impression sur deux colonnes), par le directeur actuel.

Prix de chacun des 23 premiers volumes de la collection.... 10 fr.
Prix du 24e volume.. 5 fr.
Prix de chacun des 25e, 26e, 27e, 28e et 29e volume......... 3 fr.
Prix de l'abonnement annuel (pour toute l'*Union postale*)...... 10 fr.

Prix d'un numéro: 75 centimes. — ANNONCES, *la ligne* 2 fr.

Prime de Remboursement aux Abonnés.

1° A CEUX QUI ONT BESOIN D'ÊTRE CONNUS. — Par une insertion d'une ligne répétée dans tous les numéros du journal pendant la durée de l'abonnement.

2° A CEUX QUI ONT BESOIN DE CONNAITRE. — Avec les *Aimants vitalisés* du professeur H. Durville, les *Portraits* et *Ouvrages de propagande*, les *anciens numéros du Journal* ou les *Conseils pratiques* comptés à raison de 50 centimes.

Pour obtenir l'une ou l'autre de ces *Primes de Remboursement*, il est indispensable de s'abonner directement à la *Librairie du Magnétisme*, ou par l'envoi d'un mandat à l'ordre de M. H. Durville. La première est accordée sans aucun supplément; pour obtenir la seconde, ajouter 1 fr. 50 au montant de l'abonnement annuel, soit 11 fr. 50 au lieu de 10 fr. (Les aimants ne sont envoyés à l'Etranger qu'en ajoutant le montant du colis postal).

Prime à ceux qui ne sont pas abonnés.

A titre de Prime, le *Journal du Magnétisme* peut être adressé pendant un an, moyennant la somme de **3 francs:** Aux Elèves de l'*Ecole pratique de Magnétisme et de Massage*, aux abonnés de la *Bibliothèque du Magnétisme*, à ceux qui se procurent des ouvrages quelconques par l'intermédiaire de la *Librairie du Magnétisme*, à tous ceux qui emploient les *Aimants vitalisés* du professeur H. Durville, aux malades soignés à la *Clinique de l'Ecole pratique de Magnétisme et de Massage* et à la direction de l'*Ecole*, à tous les *Consultants*, et en général, à tous ceux qui, à un titre quelconque, font quelque dépense à la direction du Journal.

Paris. — Impr. A. MALVERGE 171, rue Saint-Denis.

www.ingramcontent.com/pod-product-compliance
Ingram Content Group UK Ltd.
Pitfield, Milton Keynes, MK11 3LW, UK
UKHW012107240726
13965UKWH00004B/1605

9 782013 540056